Prof. Hademar
Bankhofer

Fit durchs Jahr
Gesundheitstipps für
alle Jahreszeiten

IBassermann

ISBN 978-3-8094-4737-5

1. Auflage

© 2023 by Bassermann Verlag, einem Unternehmen der Penguin Random House Verlagsgruppe GmbH, Neumarkter Straße 28, 81673 München

Projektleitung dieser Ausgabe: Martha Sprenger
Redaktion: Herta Winkler, Holzkirchen
Bildredaktion: Hannah Huttner und Sabine Kestler
Umschlaggestaltung: Atelier Versen, Bad Aibling
Layout: Guter Punkt, München
Satz: JUNG Medienpartner GmbH, Limburg/Lahn
Herstellung: Franziska Polenz

Penguin Random House Verlagsgruppe FSC® N001967

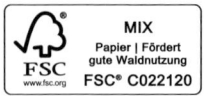

Druck und Bindung: TBB,a.s., Banská Bystrica

Printed in Slovakia

Inhaltverzeichnis

Vier Jahreszeiten –
vier Erlebniswelten

Unendlich viele Mitmenschen in einigen Teilen der Welt beneiden uns darum, dass wir in Europa unsere vier Jahreszeiten haben. Diese ständige Abwechslung macht das Leben spannender, zeigt uns die Vielfalt der Natur, bietet täglich neue Reize. Das tut dem Körper und der Seele gut. Jeder von uns möchte die Jahreszeiten gesund und fit erleben. Dazu sollte man die Vor- und Nachteile der Zeitabschnitte kennen. So kann man vorbeugend handeln. Man bleibt oder wird schnell wieder gesund. Dafür habe ich dieses Buch geschrieben. Ich hoffe, dass es Ihnen hilft, alle vier Jahreszeiten zu meistern. Sie finden dazu Rezepte, Anregungen, Tipps und Tricks, die Ihnen helfen werden. Damit bleiben Sie fit durchs ganze Jahr.

Viel Freude beim Lesen und viel Erfolg

Ihr

Hademar Bankhofer

FIT IN DEN FRÜHLING

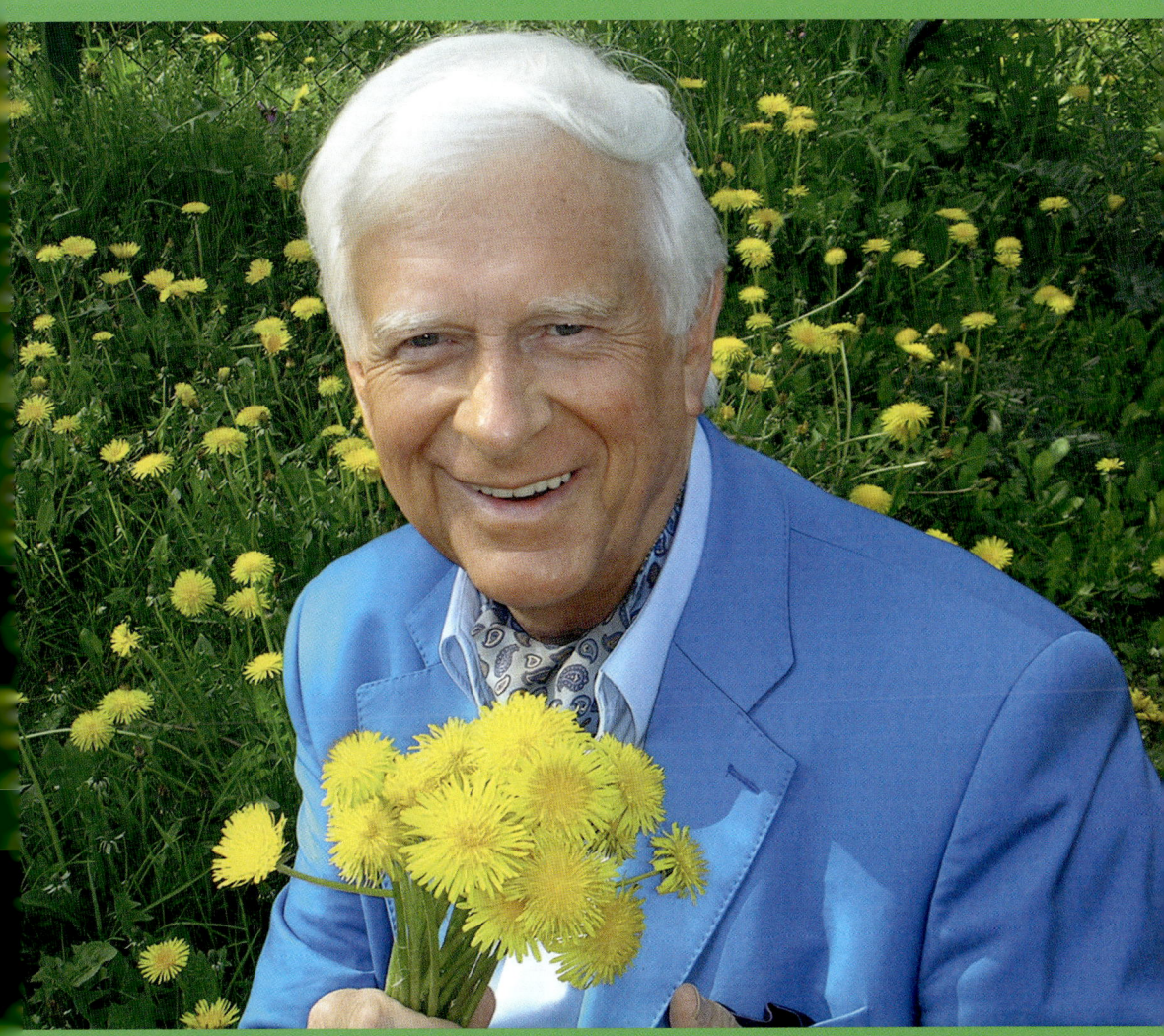

Wenn die Natur und unsere Seele erwachen,

dann ist Frühling

Schlafprobleme im Frühling

Wenn die Temperaturen ständig wechseln, wenn man die ersten Anzeichen eines nahenden Frühjahrs spürt, dann leiden viele von uns an Schlafproblemen. Entweder können sie abends nach dem Zubettgehen lange nicht einschlafen, liegen mitunter die ganze Nacht lang wach, oder aber sie schlafen ein, wachen allerdings nach kurzer Zeit wieder auf und finden danach keine Ruhe mehr. Das ist für den Organismus gesundheitsschädlich. Zum Regenerieren sämtlicher Organe brauchen wir Nacht für Nacht einen tiefen und entsprechend langen Schlaf.

Viele, die an Schlafproblemen leiden, greifen zu starken Medikamenten, ohne zu wissen, dass sie damit in einen Teufelskreis eintreten, weil sie mit der Zeit immer stärkere Tabletten brauchen und im Endeffekt doch nicht einen gesunden Schlaf finden.

Die ideale Lösung: Versuchen Sie es doch grundsätzlich zuerst mit den Kräften der Natur. Hier einige wirksame, bewährte Hausmittel:

▶ Gießen Sie ¼ Liter Milch in einen flachen Topf. Erwärmen Sie die Milch, bis sie zieht, aber nicht kocht! Dann schälen Sie eine große Zwiebel, schneiden sie mittendurch und legen die beiden Hälften mit den Schnittflächen nach unten in die Milch. So können die ätherischen Öle der Zwiebel in die Milch abfließen. Zugedeckt 15 Minuten ziehen lassen, wieder nicht kochen. Nun die Zwiebelhälften herausnehmen, die Milch in eine Tasse gießen, mit Honig süßen, schluckweise vor dem Zubettgehen trinken.

- Oder bereiten Sie einen Schlaftee zu. Ein Teelöffel Hibiskusblüten aus der Apotheke wird mit einer Tasse kochendem Wasser überbrüht, zehn Minuten ziehen lassen, durchseihen, mit zwei Teelöffeln Honig verrühren. Langsam trinken.

- Manchem hilft es, vor dem Zubettgehen zwei Baldrian-Beruhigungskapseln aus der Apotheke mit etwas Flüssigkeit zu sich nehmen.

- Oder Sie holen sich aus einem Blumenladen einen Biotannenzweig, lösen die Tannennadeln herunter und waschen sie gut. Dann einen Teelöffel Tannennadeln mit einer Tasse kochendem Wasser überbrühen, nur zwei Minuten zugedeckt ziehen lassen, durchseihen, mit Honig süßen und langsam vor dem Zubettgehen trinken.

- Studien an der Universität Düsseldorf unter der Leitung von Prof. Dr. Günter Willuhn haben übrigens schon vor langer Zeit ergeben, dass der Einsatz von Melissentee gezielt die erste Stufe der Schlafstörungen bekämpft, die sogenannte Schlafnervosität: Man schläft zwar, wälzt sich aber dabei nachts ruhelos auf dem Bett umher und erwacht morgens wie gerädert. Wenn man dagegen nichts unternimmt, kommen die großen Schlafprobleme.

Der Supertrick gegen die Frühjahrsmüdigkeit

Alljährlich, wenn der Frühling beginnt, überfällt Millionen Menschen die klassische, nahezu traditionelle Frühjahrsmüdigkeit: Man ist leistungsgebremst, arbeitsunwillig, möchte den ganzen Tag schlafen und muss in einem fort gähnen. Immer wieder liest und hört man zahllose Tipps. Manche helfen, manche nicht. Jetzt hat der international anerkannte Wissenschaftler Prof. Dr. Jeffrey Bland, Leiter des angesehenen Linus-Pauling-Ernährungsforschungsinstituts in Washington State, eine interessante Untersuchung abgeschlossen. Daraus geht hervor, dass der Supertrick gegen die leidige Frühjahrsmüdigkeit das Vitamin E ist.

- ▶ Das Vitamin E ist am gesamten Energiestoffwechsel beteiligt. Und gerade der muss jetzt kräftig in Schwung gebracht werden.

- ▶ Das Vitamin E verbessert die Sauerstoffaufnahme, gerade nach dem Winter für unsere Vitalität ein wesentlicher Faktor für unsere Körperzellen.

- ▶ Jede einzelne Zelle wird vom Vitamin E gegen hartnäckige Angriffe von außen geschützt: gegen Umweltgifte und gegen Infekte, die durch herabgesetzte Abwehrkräfte den Menschen derzeit besonders gefährden.

- ▶ Das Vitamin E steigert die Konzentrationsfähigkeit, die durch die Frühjahrsmüdigkeit oft deutlich beeinträchtigt ist.

- ▶ Das Vitamin E lässt das Blut mit mehr Schwung durch die Adern fließen.

- ▶ Vitamin E liefert dem Organismus Vitalität, ist somit ein ideales, natürliches Gegengewicht zur Frühjahrsmüdigkeit.

Prof. Dr. Jeffrey Bland hat nachgewiesen: Wir alle haben nach dem Winter oft ein großes Defizit an Vitamin E, weil der Körper in der kalten Jahreszeit mehr davon benötigt und verbraucht. Ein erfolgreicher Kampf gegen Frühjahrsmüdigkeit sieht folgendermaßen aus:

> Greifen Sie jetzt und in den nächsten Wochen vorrangig zu Naturprodukten, die reichlich Vitamin E enthalten. Dazu gehören sämtliche Vollkornprodukte, Milchprodukte, Blattgemüse, Nüsse, Weizenkeimflocken, frische Weizenkeime, Eier und Weizenkeimöl. Da einige dieser Produkte aber besonders kalorienreich sind, ist es sinnvoll, im Kampf gegen die Frühjahrsmüdigkeit und ihre Auswirkungen eine Zeit lang täglich Vitamin E aus der Apotheke mit etwas Flüssigkeit einzunehmen. Aber nur nach Rücksprache mit dem Arzt oder mit der Ärztin.

> Reduzieren Sie Rauchen, Alkohol und Zuckerkonsum.

> Essen Sie nur zweimal die Woche Fleisch, dafür verstärkt frisches Obst und rohes Gemüse.

> Gehen Sie Rad fahren, wandern und schwimmen.

So besiegen Sie den Muskelkater

Wenn es draußen wieder schöner und wärmer wird, dann wächst bei vielen von uns plötzlich wieder die Begeisterung für den Freizeitsport, für die regelmäßige Bewegung in freier Natur. Allerdings: Viele vergessen dabei, dass sie die Monate zuvor kaum hinter dem Ofen hervorgekommen sind und keinen Finger gerührt haben. Deshalb muss der Körper auf die körperliche Betätigung umgestellt werden. Das bedeutet: leichtes Vortraining, Lockerungsübungen, Hand- und Bürstenmassagen, Gymnastik. Das Hauptziel dabei ist das schrittweise Aufwärmen der Muskeln.

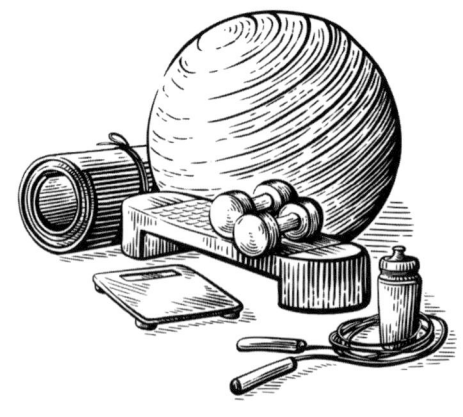

Wer das nicht tut und sich auf Anhieb zu viel beim Freizeitsport zumutet, vielleicht sogar aus einer Frühlingseuphorie oder aus falschem Ehrgeiz übertreibt, der handelt sich ganz schnell einen lästigen, schmerzhaften und mitunter langwierigen Muskelkater ein.

Es ist daher gerade um diese Jahreszeit wichtig, dass der Freizeitsportler weiß, wie er einen Muskelkater so rasch wie möglich in den Griff bekommt. Es hat sich in Untersuchungen internationaler Sportmediziner als besonders sinnvoll erwiesen, gegen den Muskelkater ein Doppelprogramm einzusetzen: eine Behandlung von außen und zugleich aber auch eine von innen her.

Dazu muss man wissen, was beim Muskelkater in den Muskelgeweben vor sich geht: Durch die Überbeanspruchung und durch die ungewohnten Aktivitäten kommt es zu einer Anhäufung verschiedener Säuren, vor allem von Milchsäure. Gleichzeitig wird der Mineralstoff Magnesium abgebaut. Das Magnesiumdefizit verursacht dann die Verkrampfung. Man muss daher dem Organismus ganz schnell wieder Magnesium zuführen.

Äußerlich müssen die strapazierten Muskelgewebe durch eine gezielte Einreibung oder Massage gelockert, entspannt und durchblutet werden. Dafür bewährt sich im Rahmen der Sportmedizin eine asiatische Naturarznei: der Tigerbalm aus Singapur. Seine Bedeutung liegt in der Kombination von Kampfer, Cajeputöl, Menthol, Pfefferminzöl, Nelkenöl und einer Reihe von asiatischen Kräutern. Die Wirkstoffe dringen tief ins Gewebe, leiten eine Entkrampfung ein und lösen eine Selbstheilreaktion aus. Zusätzlich muss der Muskelkater-Geschädigte wissen: Wer rastet, rostet. Man muss sich trotz Muskelkater weiter bewegen. Dann ist man ihn schneller los.

Unfälle und Pannen lassen sich vermeiden

Mit jedem Tag, der uns der warmen und sonnigen Jahreszeit entgegenbringt, fahren wieder mehr Autos und zweirädrige Fahrzeuge auf unseren Straßen. Die Folge: Es kommt – vor allem an schönen Wochenenden – in zunehmendem Maße zu Verkehrsunfällen. Und in den Berichten darüber liest man dann die Ursache: menschliches Versagen. Wir geben uns meist damit zufrieden.

Haben Sie aber schon einmal überlegt: Was steckt eigentlich hinter diesem „menschlichen Versagen"? Ist das denn wirklich ausschließlich schicksalsgegeben, hervorgegangen aus Überarbeitung, Konzentrationsstörung und Unachtsamkeit? Ist denn außer der Mahnung zur Vorsicht tatsächlich nichts dagegen zu machen?

Psychologen, Psychiater, Mediziner und Ernährungsexperten sagen eindeutig: Nein, es ist etwas zu machen. Jeder von uns kann eine Menge dazu beitragen, dass er nicht so schnell einen Unfall, eine Panne, eine Fehlleistung verursacht, mit der er sich und auch andere gefährdet. Und das können die Ursachen sein:

1. Viele von uns sind Frühstücksmuffel. 48 Prozent der Menschen gehen morgens ohne gesundes Frühstück aus dem Haus. Die meisten davon kaufen sich unterwegs nur ganz schnell ein Stück Schokolade, eine Wurststulle, einen Kaugummi. Sie tanken zum Start in den Tag keinen wert-

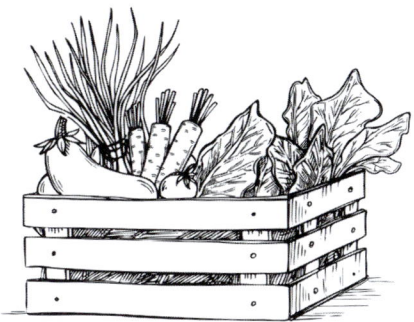

vollen „Sprit". Das macht anfällig für Fehler. Die Lösung: Essen Sie morgens wie ein Kaiser: Obst, rohes Gemüse, Milch, Milch-produkte, Vollkornbrot, Müsli. Das alles gibt geistige und kör-perliche Kraft.

2. Viele kippen meist hastig zwischen Tür und Angel starken Bohnenkaffee als Erstgetränk hinunter. Das macht nervös, fahrig, anfällig für Stress. Die Lösung: Nehmen Sie sich Zeit für Essen und Trinken am Morgen. Trinken Sie Kräutertee. Oder nehmen Sie Milch in den Kaffee.

3. Viele sind morgens sehr oft unausgeschlafen. Sie gehen zu spät ins Bett, schauen zu lange fern. Die Lösung: Zumindest dreimal die Woche vor Mitternacht zu Bett gehen. Tagsüber zwischen-durch auf einer Parkbank in der Mittagspause ein paar Minuten schlafen.

4. Viele von uns beginnen in der Partnerschaft oder mit den Nachbarn und Verwandten den Tag mit Streit, sind daher nervlich überfordert, überreizt. Die Lösung: Wenn schon Streit, dann drei Minuten Pause einlegen. Dann erst ans Steuer des Autos setzen oder an gefährlichen Geräten hantieren. Dieses Abreagieren kann viele Unfälle und Pannen verhindern helfen.

5. Viele hören kaum noch auf ihre innere Stimme. Sie verdrängen erlebte Vorwarnungen, etwa das erste Müdewerden am Steuer des Wagens. Die Lösung: Horchen Sie wieder in sich hinein. Befolgen Sie innere Warnungen.

Wenn Sie das alles berücksichtigen, werden Sie vitaler, erfolgreicher und unfallfreier durch den Tag gehen.

Die Pollenallergie nimmt immer mehr zu

Wenn es draußen so richtig warm wird, wenn die Sonne vom Himmel strahlt, dann herrscht bei Jung und Alt nicht nur Freude. Die jüngste Statistik verrät eine erschreckende Zahl: Für 15 bis 20 Prozent der Menschen in Deutschland ist damit die Schonzeit vorbei. Es beginnt wieder das große Leiden: die Pollenallergie. Und die Zahl der Betroffenen steigt und steigt von Jahr zu Jahr.

Die typischen Symptome für die meist verbreitete Allergie: laufende Nase, starker Niesreiz, juckende, tränende und gerötete Augen. Die Lebensqualität des Pollenallergikers ist mitunter den ganzen Sommer schwer beeinträchtigt.

Manche werden jetzt fragen: Wann weiß ich, ob ich eine harmlose Frühlingserkältung habe oder ob es sich um eine Pollenallergie handelt? Auch als medizinischer Laie kann man das erkennen: Ist das Sekret aus Nase und Bronchien wässrig und klar und sind dabei die Augen gerötet und tränen, dann ist es meist eine Allergie.

Bis vor kurzer Zeit machten Mediziner die Beobachtung: Die meisten Pollenallergiker gibt es zwischen dem 20. und dem 50. Lebensjahr. Dann nimmt die Allergieanfälligkeit wieder Schritt für Schritt ab. Aber davon ist plötzlich keine Rede mehr. Auf der einen Seite nimmt die Allergie bei Kindern enorm zu. Auf der anderen Seite erleben viele Menschen um die 40 oder 50, die ein Leben lang gesund waren, dass sie plötzlich stark unter den Pollen leiden.

Im Allergieambulatorium in Wien hat man sogar festgestellt, dass Senioren um die 70 erstmals erkranken und sehr darunter leiden. In diesem Zusammenhang stellen sich viele von uns zwei Fragen:

1. Warum erkranken immer mehr Menschen an der Pollenallergie, und zwar aus heiterem Himmel? Die Antwort: Wir sind in zunehmendem Maße großen Umwelteinflüssen ausgesetzt. Wir nehmen täglich – zum Teil unkontrollierbar – mit der Luft, mit dem Wasser und mit der Nahrung Gifte und Schadstoffe auf. Eine Zeit lang verkraftet das der Organismus. Aber eines Tages ist für jeden Menschen das Maß voll. Und dann wehrt er sich. Und dann bricht das Immunsystem der Pollen wegen zusammen. Schuld aber ist die Summe der Einflüsse.

2. Warum werden die allergischen Reaktionen beim Heuschnupfen immer stärker, immer folgenschwerer und gefährlicher? Die Antwort: Durch die verschmutzte Luft sind unsere Atemwege geschwächt. Die Pollen können tiefer eindringen. Gleichzeitig sind die Pollen selbst von vielen Giften und Schadstoffen belastet. Und obendrein schicken viele Pflanzen – um zu überleben – mehr Pollen als früher in Umlauf.

Und so sieht die wichtigste Selbsthilfe für den Pollenallergiker aus: Nicht bei geöffnetem Fenster schlafen. Und wenn, dann um vier Uhr früh die Fenster schließen. Da beginnt der Pollenflug. Nicht ins Grüne gehen. Autofenster geschlossen halten. Nicht die Lüftung einschalten oder einen Pollenfilter einbauen lassen. Keine Blumen im Schlafzimmer. Urlaub in pollenfreien Gebieten verbringen: im Hochgebirge, am Mittelmeer, auf einer Nordseeinsel. In jedem Fall ärztliche Betreuung suchen.

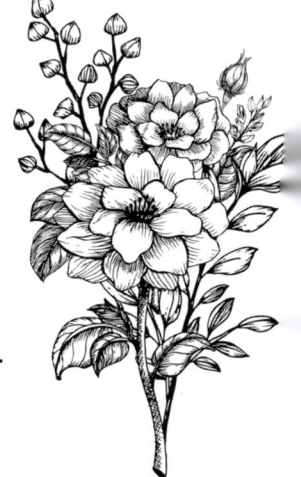

Die Pollenallergie kann Herz und Lunge gefährden

Der Heuschnupfen – die Pollenallergie – ist ein besonders lästiges und qualvolles Leiden. Viele, die davon betroffen sind, machen einen großen Fehler und gefährden sich damit selbst. Sie unterschätzen die Symptome und denken: Das Niesen, die tränenden Augen, das Husten – alles ist sehr unangenehm, aber harmlos. Weit gefehlt! Der allergische Schnupfen ist der heimtückische Beginn einer verhängnisvollen Krankheitslawine, die im Endeffekt auch das Leben kosten kann. Daher ist so früh wie möglich der Weg zum Arzt notwendig.

Viele werden jetzt fragen: Was geschieht denn, wenn ich zur Pollenzeit niese, schnäuze und huste und nichts dagegen unternehme? Zuerst spielen sich die allergischen Reaktionen tatsächlich nur im Bereich der Augen, der Nase und der oberen Luftröhre ab. Als nächstes aber greift die Krankheit auf die Bronchien über, belastet die gesamte Lunge. Dann wird daraus allergisches Asthma mit oft beängstigenden Anfällen. Im weiteren Verlauf wird die chronische Bronchitis zu einem Lungenemphysem, einer Blählunge. Große Teile der Lunge geben ihre Funktion auf. Durch diese Luftnot kann es zum Versagen des rechten Herzmuskels kommen.

Das bedeutet: Vom ersten Augenblick an, da jemand entdeckt, dass er an einer Pollenallergie leidet, muss er sofort etwas dagegen unternehmen. Die wirksamste und ungefährlichste Waffe ist nach wie vor, dass man den Pollen aus dem Weg geht. Das setzt voraus, dass man Detektiv spielt und selbst herausfindet, auf welche Pollenarten man reagiert.

Beobachten Sie sich genau: Rinnt die Nase immer dann besonders, wenn Sie an einem ganz bestimmten blühenden Strauch vorbeigehen oder in einem Blumenladen neben ganz bestimmten Blüten stehen?

Selbst wenn Sie wissen, auf welche Pollen Sie allergisch sind: Sie können sich nicht den ganzen Sommer in Ihre Wohnung zurückziehen. Aber beachten Sie: Wenn Sie in die Natur gehen, dann ziehen Sie einen Laubwald vor. Er filtert die Pollen der Wiese. Wenn Sie unterwegs waren, waschen Sie gleich die Haare. Sie haben keine Ahnung, wie viel Pollen sich darin verfangen haben. Nicht Rasenmähen. Keine anstrengenden Arbeiten im Freien durchführen. Zu Hause Luftreiniger mit speziellen Filtern laufen lassen.

Wenn das alles nichts nützt, dann muss eine medizinische Behandlung eingeleitet werden. Man setzt heute kaum noch Cortison ein. Es gibt nebenwirkungsarme Arzneimittel. Viele Allergologen bieten heute eine Immuntherapie an.

Das alles quält den Pollenallergiker

Vielen ist das nicht bekannt: Der Pollenallergiker muss sich nicht allein vor bestimmten Pollen fürchten. Es gibt sogenannte pollenassoziierte Nahrungsmittel, Naturprodukte, die zwar mit Pollen selbst nichts zu tun haben, aber durch ihre Inhaltsstoffe eine vorhandene Allergie verstärken oder sogar auslösen. Hier eine wichtige Auflistung:

▶ Wer unter den Pollen von Birke, Haselnuss und Erle leidet, sollte – ganz besonders zur Zeit des Pollenfluges – folgende Naturprodukte meiden: Äpfel, Birnen, Pflaumen, Pfirsiche, Aprikosen, Haselnüsse, Paranüsse, Walnüsse, Erdnüsse, Mandeln, Kiwis, aber auch die Gewürze Curry und Anis.

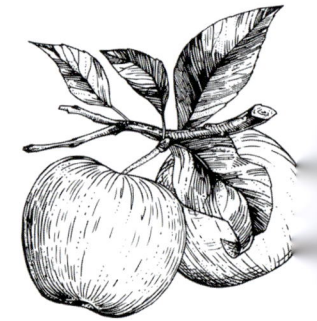

- Wer unter den Pollen von Beifuß leidet, sollte Sellerie, Mohrrüben, Paprika, Knoblauch, Kamille, Curry, Anis, Muskat, Pfeffer, Ingwer und Zimt meiden.

- Wer auf blühende Gräser und Roggenfelder allergisch ist, muss Sojamehl, Getreidemehl und Erdnüsse meiden.

In der Medizin kennt man einen klassischen Weg bei Verdacht auf Pollenallergie. Man unterzieht den Patienten einem Allergietest. Und wenn eine eindeutige Diagnose feststeht, wenn der Allergieauslöser feststeht, dann verabreicht man Medikamente oder führt eine Hyposensibilisierung durch. Das heißt: Man versorgt den Organismus kontrolliert mit kleinsten Mengen des Allergieauslösers, damit Abwehrkörper gebildet werden können. Sehr oft werden Medikamente und die Therapie kombiniert.

Die sinnvollste Art, selbst etwas gegen die Allergie zu tun, lautet: den Allergieauslöser erkennen und meiden. Dazu sollte man wissen, zu welcher Jahreszeit welche Pollen eine Allergie auslösen können:

- Birke: von Anfang März bis Ende Mai.

- Erle: von Mitte Januar bis Anfang April.

- Haselnuss: bis Ende April.

- Eiche und Rotbuche: von Mitte April bis Ende Mai.

- Hainbuche, Pappel, Weide, Ulme und Esche: März, April und Mai.

- Linde: Juni, Juli, August, September.

- Nessel: von Mai bis September.

- Gänsefuß: Anfang Juni bis Anfang September.

- Sauerampfer: Mai bis Juli.

- Spitzwegerich: Mai bis Anfang September.

Eines ist klar: Wenn Betroffene an ihrer Pollenallergie leiden, dann dürfen sie absolut keinen Honig und keine Kräutertees konsumieren. Die darin in kleinsten Mengen enthaltenen Pollen können sehr gefährlich werden.

Fitnesskur mit Löwenzahn

Im Frühling ist die richtige Zeit für einen Generalservice für Blut, Leber, Galle und Nieren. Unser Organismus braucht neue Impulse, um gesund, fit und aktiv in den Sommer gehen zu können. Nur dann bleiben wir in Schwung und können unseren Körperzellen genug vom lebensnotwendigen Sauerstoff liefern. Vielleicht spüren Sie es mitunter selbst, dass Sie eine Fitnesskur brauchen: wenn Sie müde, lustlos, abgeschlagen, antriebslos und gereizt sind.

Die Bewegung in freier Natur ist jetzt wichtig. Doch sie allein hilft nicht. Organisieren Sie für Ihr Blut eine Superreinigung und neue Kräfte. Dafür eignet sich in nahezu idealer Weise der Löwenzahn in freier Natur, von vielen Menschen als Unkraut verfolgt. Jetzt sind die Säfte des Löwenzahns am wertvollsten. Es darf allerdings kein Löwenzahn sein, der an einer Autostraße oder in einem Industriegebiet wächst. Da ist die gesamte Pflanze schwer von Umweltgiften belastet. Holen Sie Ihren Löwenzahn aus möglichst unberührter Natur oder aus dem eigenen Garten.

Der Löwenzahn hat viele faszinierende Eigenschaften. In erster Linie sind seine Bitterstoffe und Spurenelemente dafür verantwortlich: Der Genuss von Löwenzahn aktiviert Galle, Leber und Nieren. Er reinigt das Blut von Stoffwechselschlacken und regt zugleich den gesamten Stoffwechsel an. Das Nervensystem wird gestärkt. Die allgemeinen Abwehrkräfte werden aufgebaut.

Es gibt verschiedene Möglichkeiten, die Kraft des Löwenzahns zu nützen:

▶ Schneiden Sie frische, junge Löwenzahnblätter und bereiten Sie daraus einen Salat. Essen Sie vier Wochen lang jeden dritten Tag eine Portion davon, jeweils frisch zubereitet. Hier das Rezept für eine Person: 70 Gramm Löwenzahnblätter nudelig schneiden. Eine Marinade aus einem Esslöffel Distelöl, einem Esslöffel Apfelessig, einem Schuss Zitronensaft, etwas Honig, Pfeffer, Kräutersalz, einem Esslöffel Joghurt und dem Saft von zwei zerdrückten Knoblauchzehen zubereiten. Marinade, Löwenzahnblätter und einen Esslöffel angebratene Speckwürfel verrühren.

▶ Wenn Sie keinen frischen Löwenzahn bekommen, dann besorgen Sie sich aus der Apotheke oder Drogerie Löwenzahnwurzeltee. Und trinken Sie drei Wochen lang täglich drei Tassen.

▶ Oder Sie holen sich aus dem Reformhaus Löwenzahnsaft und nehmen vier Wochen lang dreimal täglich jeweils zwei Esslöffel davon mit etwas Wasser verrührt zu sich. Am besten vor den Mahlzeiten.

▶ Wenn Sie nicht genügend frische Löwenzahnblätter in der Natur gefunden haben, um Salat zuzubereiten, dann hacken Sie die wenigen ganz klein und streuen sie auf eine Schnitte Vollkornbrot mit etwas Butter.

Abspecken mit Spargel

Alle Jahre kommt sie wieder – die Spargelzeit. Wann und wo immer wir die Chance haben, dieses köstliche Gemüse zu genießen, sollten wir es tun. Denn Spargel ist nicht nur für unseren Gaumen etwas Gutes. Spargel ist für den menschlichen Organismus von außerordentlicher Bedeutung.

Seit mehr als 2000 Jahren wird Spargel angebaut. Seither gibt es Aufzeichnungen über den Ernährungswert und über die medizinische Wirkung. Gegessen werden die Spargeltriebe. Sie sind überaus kalorienarm, zugleich aber reich an Mineralstoffen und Spurenelementen. Bereits gekochter Spargel enthält Proteine, leicht verdauliche Pflanzenfette, Kalcium für die Knochen, Phosphor fürs Gehirn, Eisen fürs Blut, für Haare, Haut und Nägel, Kalium für Muskeln, Nerven und Herz, die Vitamine A, C, E, B_1 und B_2.

Eine ganz besondere Bedeutung in der modernen Ernährungswissenschaft kommt dem Spargel durch seinen reichen Gehalt an den Spurenelementen Zink und Molybdän zu. Beide sind mitverantwortlich für das Funktionieren des Sexuallebens. Zink allein gilt als Schutz gegen Umweltgifte zur Stärkung der Immunkraft. Molybdän ist wichtig für den Säure-Basen-Haushalt des Körpers.

Der Hauptwirkstoff im Spargel ist eine wertvolle Aminosäure mit Namen Asparagin. Sie können diesen Wirkstoff erkennen. Er gibt nach der Spargelmahlzeit dem Harn einen stechenden Geruch. Asparagin regt die Aktivität der Nieren an, bringt zugleich aber auch Leber und Galle in Schwung. Mit dieser Unterstützung der körpereigenen, natürlichen Entgiftung des Organismus werden verstärkt Gift- und Schlackenstoffe abtransportiert.

Und das sind die Wirkungen, die man heute dem Spargel wissenschaftlich nachweisen kann:

- Er entwässert und entschlackt den Körper optimal in kurzer Zeit.

- Er bringt den gesamten Stoffwechsel in Schwung.

- Er macht fit und stärkt bis zu einem gewissen Grad die natürlichen Abwehrkräfte.

- Spargel beruhigt die Nerven.

- Er kann Ischiasschmerzen lindern helfen.

- Und schließlich ein ganz wichtiger Aspekt: Spargel ist eine ideale Diätmahlzeit zum Abnehmen, weil man mit wenig Kalorien schnell satt wird und lange keinen Hunger bekommt. Daher ist es auch kein Zufall, dass sich in all den derzeit so beliebten Fun-&-Slim-Diäten aus der Apotheke neben den Wirkstoffen des Matetees, der Konjakwurzel und der Süßkartoffel überwiegend die Substanzen des Spargels befinden. Eine Möglichkeit für die spargellose Zeit. In der Wirkung von weißem und grünem Spargel besteht kein Unterschied. Wer mit Spargel abnehmen möchte, sollte 14 Tage lang bei jeder Hauptmahlzeit etwa 200 Gramm Spargel anrichten und dafür auf Fleisch verzichten.

Treppensteigen für Herz und Kreislauf

Mit dem Slogan „Essen und Trimmen – beides muss stimmen" sollen wir alle daran erinnert werden, dass unser Organismus neben der gesunden, vernünftigen Ernährung auch die regelmäßige körperliche Bewegung braucht.

Man weiß aus medizinischen Untersuchungen: Das ständige Sitzen in der Schule, am Arbeitsplatz und in der Freizeit kann der Gesundheit schaden, wenn nicht für die nötige Ausgleichsbewegung gesorgt wird. Wir sollen uns immer vor Augen halten: Leben ist Bewegung, Bewegung ist Leben.

Inzwischen ist man draufgekommen: Es ist ganz falsch, die Leistungen von Spitzensportlern nachzuahmen, bis zur Erschöpfung Freizeitsport zu betreiben. Das bringt dem Organismus noch mehr Stress und Belastung. Die gesundheitsfördernde Bewegung muss Freude bereiten, muss als angenehm empfunden werden. Zu empfehlen sind Radfahren, Wandern, Schwimmen, Gymnastik. Und alles sollte man so durchführen, dass man dabei bequem mit dem Partner reden kann. In den USA hat man einen neuen Modesport entdeckt: Treppensteigen. In Fitnesszentren stehen Geräte, an denen man sozusagen im Stand Treppen erklimmen kann. Jugendliche, Berufstätige und Senioren sind begeistert und bewegen Beine und Arme zu heißen Rhythmen. Auch bei uns wird die sogenannte Step-Gymnastik in Clubs bereits angeboten.

Weil diese neue Freizeitsportart so viel Spaß macht und so gesundheitsförderlich ist, können wir alle – ohne einen Euro auszugeben – mitmachen. Wir sollten uns nämlich wieder angewöhnen, auf den Lift zu verzichten und im richtigen Leben so viel wie möglich Treppen hochzusteigen. Sportmediziner bestätigen, dass dies ein ideales Training für Herz und Kreislauf darstellt. Wie gesund die regelmäßige körperliche Bewegung sein kann, ist heute in Studien nachgewiesen:

▶ Man kann damit einem späteren Herzinfarkt vorbeugen und man senkt das Risiko für Herzerkrankungen.

▶ Das „gute" HDL-Cholesterin wird erhöht, das sogenannte „böse" LDL-Cholesterin wird gesenkt.

▶ Stress wird abgebaut.

▶ Die Fließeigenschaften des Blutes und die Durchblutung werden verbessert.

▶ Die Sauerstoffzufuhr in unsere Zellen wird erhöht.

▶ Die körperliche und geistige Fitness, aber auch die positive Lebenseinstellung werden gefördert.

Also: Auf zur nächsten Treppe!

Der richtige Umgang
mit der Sonne

Millionen Menschen haben sehnlichst auf den Frühling gewartet, freuen sich auf die wärmeren Temperaturen und auf die Sonne. Es gibt kein Leben ohne Sonne. Ihre Strahlen lösen in unserem Organismus wertvolle Funktionen aus: Depressive Stimmungen und schlechte Laune verschwinden. Die Sexualhormonbildung wird angeregt. Das wertvolle Vitamin D für die Knochen wird im Körper gebildet. Sauerstoffversorgung, Durchblutung und Stoffwechsel werden verbessert.

Trotz all dieser positiven Einflüsse haben viele von uns seit Kurzem Angst vor der Sonne. 15 bis 20 Kilometer über uns gibt es die Ozonschicht, die uns vor den schädlichen Strahlen der Sonne schützt. Sie wird durch die zunehmende Umweltbelastung – vor allem durch Fluorchlorkohlenwasserstoffe – immer dünner. Man merkt es: Die Sonne brennt viel schärfer auf uns nieder. Die Folge: Der Hautkrebs nimmt zu.

Es hat keinen Sinn, in Panik zu verfallen, die Sonne für immer zu meiden. Wir müssen allerdings umdenken und in der kommenden schönen Jahreszeit entsprechende Maßnahmen ergreifen:

▶ Braten Sie nicht stundenlang in der Sonne.

▶ Verwenden Sie nur Sonnenschutzpräparate ab dem Lichtschutzfaktor 20. Hautärzte empfehlen für hellhäutige Menschen und Kinder Sonnenschutz mit Faktor 50.

▶ Schützen Sie Nase, Lippen, Schultern und Brustwarzen extra mit Sunblockern aus der Apotheke.

- Meiden Sie Sonnenbrände. Jeder einzelne erhöht das Hautkrebsrisiko.

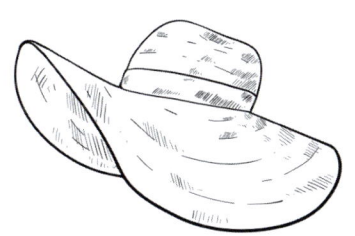

- Gehen Sie an sengend heißen Tagen zwischen elf und 15 Uhr nicht in die pralle Sonne. Und wenn, dann nur mit Kopfbedeckung. Tragen Sie Baumwollklei-dung. Sie lässt nur sechs Prozent des UV-Lichtes durch. Bei Kunstfaserkleidung sind es 50 Prozent.

- Schwimmen und tauchen Sie nicht im seichten Wasser. Hier spüren Sie die Kraft der Sonne nicht und man holt sich schnell einen Sonnenbrand.

- Vorsicht mit Selbstbräunungspräparaten. Sie sind kein Sonnen-schutz!

- Tragen Sie in der grellen Sonne spezielle Sonnenbrillen mit starkem UV-Filter, am besten mit Schutz vor seitlicher Einstrah-lung. Zu starkes Sonnenlicht kann schwere Augenerkrankun-gen auslösen.

- Wenn Sie Medikamente nehmen müssen: nicht in die Sonne. Viele Arzneien machen uns lichtempfindlich. Es können Son-nenbrand und Allergien auftreten.

- Kinder brauchen mit ihrer empfindlichen Haut besonderen Sonnenschutz.

- Ein Trost für Großstädter: Die Smogglocke hält – ähnlich der Ozonschicht – Teile der UV-Strahlung ab. Außerhalb der Großstadt ist Sonnen gefährlicher.

Das Bett als Fitnessstudio

Wenn es draußen immer wärmer wird, wenn die Sonne ins Schlaf-zimmer scheint, fällt uns morgens zweifelsohne das Aufstehen viel leichter als im Winter. Dennoch aber macht uns das Aufstehen oft keinen besonderen Spaß. Und wir vermissen den nötigen Elan, den richtigen Schwung, den wir für den Tag brauchen.

Ich kann Ihnen sagen, woran das liegt. Sie beherrschen nicht die Kunst des Aufstehens. Wer lustlos und rasch aus dem Bett springt, weil der Wecker zur Eile mahnt, der macht bereits den ersten großen Fehler. Das führt oft zu Kopfschmerzen, Migräne, Kreislaufproblemen, Rücken-schmerzen und schwachen Beinen.

Wer fröhlich und mit Schwung in den Tag gehen will, der muss ein spezielles Aufstehprogramm beherrschen. Zu diesem Zweck muss man einfach kurz nach dem Aufwachen das eigene Bett zum Fit-nessstudio umfunktionieren. Das geht einfacher als Sie denken:

▶ Wie schon gesagt: Springen Sie nicht wie gehetzt aus dem Bett. Räkeln Sie sich. Dehnen Sie sich. Strecken Sie sich. Wenn Sie einen Hund oder eine Katze haben, dann schauen Sie diese Kunst Ihrem Tier ab. Die machen das vorbildlich.

▶ Atmen Sie im Liegen kräftig durch.

▶ Bleiben Sie auf dem Rücken liegen und bewegen Sie Ihre Beine in der Luft wie beim Radfahren.

▶ Jetzt setzen Sie sich auf. Strecken Sie die Wirbelsäule kräftig durch. Dann kreisen Sie zuerst die rechte Schulter nach vorn und zurück. Dann das Gleiche mit der linken Schulter.

➤ Danach dehnen Sie sanft den Kopf mehrmals nach links, dann nach rechts. Abschließend legen Sie den Kopf einmal auf die rechte, dann auf die linke Schulter.

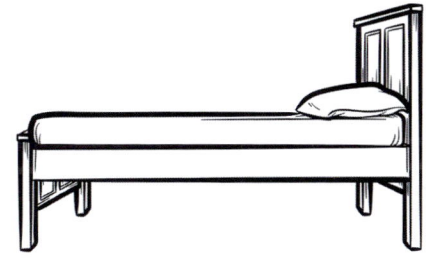

➤ Versuchen Sie, mit Ihren Zehen kleine Gegenstände zu angeln: Strümpfe, Socken, ein Handtuch. Das ist ein super Training für Ihre Gehwerkzeuge.

➤ Nun erst stehen Sie auf, stellen sich neben das Bett, stellen sich auf die Zehenspitzen, heben die Arme hoch und strecken sich, so hoch Sie können. Tun Sie so, als würden Sie die Decke des Schlafzimmers erreichen wollen.

Es ist nachgewiesen, dass mit so einem Fitnessprogramm am Morgen erfolgreich Kopfschmerzen, Migräne, Rückenschmerzen, Nackenschmerzen und Kreislaufschwäche bekämpft und verhindert werden können.

Die einfachste Entschlackungskur

Gehören Sie auch zu jenen Menschen, die vor dem Sommer den Organismus entschlacken und entgiften wollen, aber nicht das Geld und die Zeit dazu haben? Keine Sorge: Sie müssen nicht unbedingt eine teure Kur machen, um Leber, Galle, Nieren und Darm zu aktivieren. Sie müssen nicht tage- oder wochenlang in einem Kurhaus verbringen, um neue Kräfte für den Sommer aufzubauen und etwas abzuspecken.

**Probieren Sie doch einmal die einfachste und preiswerteste Ent-
schlackungs- und Entgiftungskur der Welt. Entdeckt und er-
arbeitet hat sie bereits im 18. Jahrhundert der deutsche Arzt und
Naturheiler Dr. Siegmund Hahn, der von 1664 bis 1742 lebte und
als Wegbereiter von Pfarrer Sebastian Kneipp angesehen wird.**

Dr. Siegmund Hahn hat nachgewiesen: Wenn der Organismus sich
selbst von abgelagerten Schlackenstoffen und Giften befreien soll, dann
genügt der Reiz von regelmäßig getrunkenem Wasser. Das bedeutet:
Für die einfachste Entschlackungskur der Welt muss man einfach tagsüber jede Stunde ¼ Liter Leitungs- oder Quellwasser oder mildes Mineralwasser trinken. Am besten in kleinen, langsamen Schlucken. Auch
in modernen Arztpraxen konnte beobachtet werden, dass man mit dieser Methode – etwa 14 Tage bis drei Wochen durchgeführt – den Erfolg
der Kur beobachten kann. Es lassen sich nämlich damit Verstopfung,
Kopfschmerzen, Migräne und Müdigkeit besiegen. Pfarrer Kneipp hat
bei besonders sensiblen Patienten festgestellt, dass es genügt, wenn der
Betreffende jede Stunde einen Esslöffel Wasser zu sich nimmt.

Sie sehen: Bei so einfachen Kuranwendungen, die wirklich jeder mitmachen kann, gibt es keine Ausflüchte. Dafür hat jeder Zeit, wo immer
er sich gerade aufhält.

Allerdings: Die Entschlackungs- und Entgiftungskur mit Wasser hat
nur Sinn, wenn man parallel dazu den Organismus nicht zu
sehr belastet: weniger essen, keine tierischen Fette, wenig Fleisch, reichlich Obst und Gemüse, Vollkornprodukte, Milchprodukte. Trinken Sie
drei Wochen lang dreimal täglich eine Tasse
Birkenblätter- oder Brennnesseltee. Und
trinken Sie drei Wochen lang täglich zwischen
den Mahlzeiten zweimal jeweils $1/8$ Liter Rote-
Bete-Saft, Sauerkrautsaft oder Gemüsemischsaft.

Ideal dazu: täglich morgens Wassertreten und eine Stunde Spazieren-
gehen oder Radfahren.

Sekt und Champagner – als Medizin?

Haben Sie am vergangenen Wochenende vielleicht ein Fest gefeiert, Freunde bewirtet und Sekt oder gar Champagner serviert? Und haben Sie dabei – was die Gesundheit betrifft – ein schlechtes Gewissen bekommen? Vergessen Sie es! Sie brauchen sich absolut keine Gedanken in diese Richtung zu machen. Die Weltgesundheitsorganisation – kurz WHO genannt – hat mit einem Team von internationalen Ärzten eine Studie abgeschlossen. Es ist eine Sekt- und Champagnerstudie. Das Ergebnis der Untersuchung mag vielleicht manchen erstaunen. Aber es ist mit wissenschaftlichen Zahlen und Fakten belegt. Demnach ist es ganz und gar nicht übertrieben, wenn man sagt: Sekt und Champagner sind im Grunde genommen mitunter eine Art Medizin oder Hausmittel.

Und das sind die Gründe, warum namhafte Ärzte gegen das prickelnde Getränk keine Einwände haben, ja es bis zu einem gewissen Grad als Universalarznei in manchen Lebenslagen bezeichnen:

▶ Wer morgens nicht aus dem Bett kommt, weil der Kreislauf nur langsam in Fahrt kommt, der kann mit ein paar Schluck Sekt oder Champagner das Problem lösen. Das elegante Getränk kurbelt nämlich – unterstützt von der darin enthaltenen Kohlensäure – den Kreislauf in kurzer Zeit an. Die Betonung liegt gerade am Morgen allerdings bei „ein paar Schluck".

▶ Wer unter Durchblutungsstörungen im Herzmuskelbereich leidet, der wird von seinem Arzt in vielen Fällen die Erlaubnis bekommen, hin und wieder ein Gläschen Sekt oder Champagner zu trinken. Die edle Flüssigkeit fördert die Durchblutung, übrigens auch in Händen und Beinen.

▶ Viele von uns sind heutzutage durch berufliche und private Überforderung unter Stress. Die Folge: Rücken- und Nackenmuskeln verkrampfen sich. Es kommt sehr oft zu Beklemmungen in der Brust. Ganz wenig Sekt oder Champagner kann diese Verkrampfungen und Verspannungen abbauen. Für alle, die darunter leiden, allerdings in dieser Situation keinen Alkohol trinken wollen oder dürfen: Es genügt für die medizinische Wirkung, einen kräftigen Schluck zu nehmen und ihn lange im Mund zu lassen, sodass die Mundschleimhäute davon etwas abbekommen. Dann wieder ausspucken.

▶ Zusätzlich wurde im Rahmen der WHO-Studie erkannt, dass Sekt und Champagner die Verdauung beschleunigen.

▶ Und schließlich soll der Perlwein auch schlank machen. Er regt nämlich die Schilddrüsentätigkeit an und beschleunigt so den Stoffwechsel.

All diese Wirkungen kommen nicht vom Alkohol allein, sondern von rund 39 festgestellten Substanzen in Sekt und Champagner, überwiegend Mineralstoffe und Spurenelemente. Eines aber geht aus der Studie deutlich hervor: Sekt und Champagner können nur in Maßen, in kleinsten Mengen genossen, die genannten Vorteile bringen.

Fieberblasen: Gefahr fürs Herz

Viele sind der Meinung: Fieberblasen sind unangenehm, aber eher harmlos. Wissenschaftliche Untersuchungen am New Yorker American Health Center haben ergeben, dass Fieberblasen – in der Medizin Herpes simplex genannt – gefährlicher sind, als man vermutet. Der Bläschenausschlag wird von Viren ausgelöst. Und diese Viren sind nicht bloß – wie oft angenommen – ein kosmetisches Problem. Die aktuellen Studien beweisen:

▶ Wenn Herpesbläschen nicht sofort behandelt und eingedämmt werden, dann greifen die Viren in ihrer aktiven Phase auch das Herz an. Die Folge können nach Jahren Herzerkrankungen sein.

▶ Wenn die Viren der Fieberblasen aktiv sind und nicht bekämpft werden, dann nehmen sie Einfluss auf verstärkte Ablagerungen in den Arterien. Das Risiko der Adernverkalkung, der vorzeitigen Alterung, auch einer bedrohenden Herz-Kreislauf-Erkrankung wird erhöht.

▶ Viren können von den Fieberblasen auf Nervenbahnen übergreifen und die Augenhornhaut belasten. So kann es zu Nervenstörungen und zu einer Gefährdung des Augenlichtes kommen.

▶ Diese Erkenntnisse sind so besonders alarmierend, weil 90 Prozent der Bevölkerung in Abständen an Fieberblasen leidet. Herpes simplex ist nicht heilbar. Die Viren bleiben im Organismus und werden immer dann aktiv, wenn das Immunsystem geschwächt ist. Daher kommen die Fieberblasen immer dann, wenn man Stress hat, erkältet ist, zu lange in der Sonne war, wenn Frauen hormonellen Schwankungen ausgesetzt sind oder ihre monatlichen Tage haben.

Wer die Folgebelastung durch die Herpes-simplex-Viren so gering wie möglich halten möchte, muss beim ersten Anzeichen einer Fieberblase (Spannen und Jucken an der Haut) sofort eingreifen:

▶ Dr. Werner Salomon aus Hamburg rät: Reiben Sie die betroffenen Stellen mit Propolistinktur (Apotheke) aus dem Bienenstock ein. Die Tropfen der Propolistinktur wirken antiviral und bringen deshalb Erfolg. Man kann damit die Fieberblase rasch in den Griff bekommen. Wer sehr oft Herpesbläschen bekommt, muss unbedingt zum Arzt.

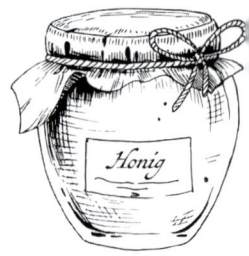

So gewinnen Sie sieben Lebensjahre

Am 31. Mai ruft die Weltgesundheitsorganisation (WHO) alljährlich zum Weltnichtrauchertag auf. Dieser Tag soll uns ein wenig zum Nachdenken anregen: Ob es für manche von uns nicht sinnvoll wäre, weniger zu rauchen oder vielleicht ganz mit dem Rauchen aufzuhören. Vor allem aber soll dieser Tag jenen Mut machen, die ohnehin längst von der Zigarette loskommen wollen. Und das sind in Mitteleuropa immerhin 60 Prozent der Raucher.

Die Zahlen zum Thema Rauchen sind alles andere als erfreulich: In Mitteleuropa rauchen 40 Prozent der Männer im Alter zwischen 25 und 60 Jahren. Bei den Frauen in diesen Altersgruppen sind es 29 Prozent. Aber gerade bei den Frauen ist die Tendenz zum Rauchen steigend. Mediziner vermuten, dass diese Tatsache eine Erklärung für das Zunehmen von Herzinfarkt und vorzeitiger Arteriosklerose beim weiblichen Geschlecht ist.

Man muss davon ausgehen, dass in Mitteleuropa pro Jahr rund 100.000 Menschen an den Folgen des Rauchens sterben. Das sind umgerechnet 300 Tote pro Tag. Dabei spielt Krebs eine wesentliche Rolle. Wer zwischen 15 und 20 Jahren mit dem Rauchen begonnen hat und ein Leben lang raucht, verkürzt auf Grund statistischer Daten sein Leben um 12 bis 15 Jahre. Besonders wichtig: Wenn jemand um 40 aufhört, kann er damit sieben kostbare Lebensjahre gewinnen.

Mancher fragt: Was ist denn so gefährlich an der Zigarette? Hier die Antwort zum Weltnichtrauchertag: Der Rauch enthält rund 4000 chemische Substanzen, 50 davon haben eine nachweislich krebserregende Wirkung. Die Schädlichkeit hängt jeweils von der unterschiedlichen Konzentration der Stoffe ab.

Für einen sensiblen Menschen mit nicht so robuster Konstitution ist es daher auch gefährlich, über einen langen Zeitraum bloß fünf Zigaretten pro Tag zu rauchen. Die Schadstoffe der Zigarette belasten nicht nur die Atemwege, die Lunge. Sie konzentrieren sich auch im Blut. Deswegen wird die Zigarette der schwangeren Frau dem Kind bereits im Mutterleib gefährlich.

In einer Zeit, in der täglich über steigende Umweltbelastungen diskutiert wird, muss man sagen: Die Luft in Wohn- und Büroräumen gerät durch Zigarettenrauch in einen katastrophalen Zustand.

Wer sich das Rauchen abgewöhnen möchte, hat heute als Hilfestellung das Raucherpflaster, den Anti-Raucher-Kaugummi, Hafertee oder Hafertinktur, alles aus der Apotheke. Wer dennoch weiterraucht, der sollte zumindest als Gegenmaßnahme täglich über die Ernährung Vitamin C zu sich nehmen. Ein Beispiel: Wenn der Nichtraucher eine Orange oder eine Paprikaschote zur Anlieferung von Vitamin C benötigt, dann braucht der Raucher drei Orangen oder drei Paprikaschoten.

So gesund ist Radfahren

In 85 Prozent der deutschen und österreichischen Haushalte gibt es Fahrräder. Mehr als 20 Millionen Menschen besitzen ein Rad. Dieser Freizeitsport erlebt derzeit eine faszinierende Renaissance. Städte, die etwas auf sich halten, verfügen über ein Netz von Fahrradwegen. Und gerade im Frühling beginnt wieder die Radsaison. Es war ein weiter Weg von der Laufmaschine des Forstmeisters Karl Freiherr von Drais bis zu den heutigen Superrädern mit Gangschaltung und aufwendigem Sicherheitskomfort.

Lange Zeit belächelte man den gesundheitlichen Wert des Radfahrens. Heute denkt die Sport- und Allgemeinmedizin ganz anders darüber. Radfahren ist für uns die optimale Ausdauerbelastung für den Organismus. Radfahren können Kinder ebenso wie Erwachsene. Ja, sogar Senioren mit Gelenkproblemen können mitmachen, weil bei dieser Art von Bewegung das eigene Körpergewicht nicht zum Tragen kommt. Grundsätzlich kann man sagen:

▶ Radfahren bringt auf schonende Weise Herz und Kreislauf in Schwung. Die Lunge wird gestärkt, die gesamte Atmung angeregt. Die Wirbelsäule wird entlastet, das Rückgrat gefestigt. Das vegetative Nervensystem wird positiv beeinflusst.

▶ Radfahren stärkt das Immunsystem gegenüber Infektionskrankheiten und Gefäßveränderungen. Die Muskeln werden trainiert. Es wird viel Energie verbraucht. Die Verdauung wird verbessert, weil die Bauchmuskeln rhythmisch gereizt werden, und die allgemeine Leistungsfähigkeit des Menschen wird erhöht.

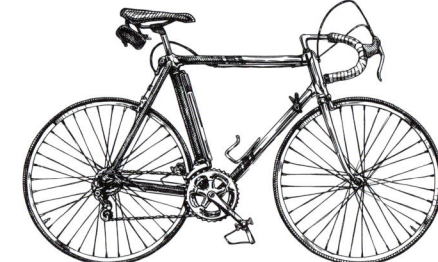

Allerdings muss man beim Radsport einige Grundsätze beachten, damit er wirklich unserer Gesundheit dient:

1. Wenn Sie das Radfahren erst erlernt haben oder lange nicht mehr im Sattel gesessen sind, dann übertreiben Sie anfangs nicht. Beginnen Sie mit ebenen Strecken. Fahren Sie nicht länger als eine Stunde am Tag.

2. Fahren Sie nicht zu schnell. Das richtige Tempo für die Gesundheit ist dann gegeben, wenn Sie dabei bequem mit Ihrem Radfahrpartner sprechen können. Wenn Sie müde werden, wenn Sie ein Muskelzittern spüren oder Atemnot: Sofort absteigen und eine längere Pause einlegen.

3. Essen Sie vor einer Radtour nicht zu viel. Trinken Sie keinen Alkohol. Rauchen Sie drei Stunden vor der Tour keine Zigarette.

4. Während des Radausfluges stärken Sie sich mit einer Banane, einem Apfel, einem Müsliriegel oder mit Vollkornkeksen.

5. Ganz wichtig ist die Flüssigkeitszufuhr: Trinken Sie Mineralwasser, Kräutertee oder ein Elektrolytgetränk. Ein ideales, altbewährtes Radfahrgetränk, das viele Elektrolyte liefert: Himbeersaft, verdünnt mit Wasser.

Blasenentzündung im Frühling

Vorsicht: Wenn im Frühling die Temperaturen steigen und die Sonne vom Himmel lacht, so strahlen Erde, Wiese und Steine noch erhebliche Kälte ab. Wer sich jetzt mit zu leichter Kleidung im Freien hinsetzt, kann sich schnell eine Blasen- oder Harnwegsentzündung holen. Besonders gefährdet sind Mädchen und Frauen.

Wer nicht sofort gezielt etwas gegen eine Entzündung im Harn- und Blasentrakt unternimmt, kann damit spätere schwere chronische Leiden verursachen.

▶ Grundsätzlich muss man beim ersten Anzeichen einer Blasenentzündung (Harndrang, Schmerzen in der Blasengegend, vor allem beim Wasserlassen) den Arzt aufsuchen.

▶ Nützen Sie die Heilkraft der Bettwärme. Legen Sie sich für zwei, drei Tage hin. Nehmen Sie eine mit heißem Wasser gefüllte Gummiwärmflasche mit.

▶ Kochen Sie drei Kilo Pellkartoffeln. Zerdrücken Sie diese und legen Sie den Brei – in ein Leinentuch eingeschlagen – auf die Blasengegend. Die Pellkartoffeln strahlen eine intensive, gleichmäßige Wärme aus. Sehr sinnvoll ist als Alternative ein über Wasserdampf erhitzter Heublumensack aus der Apotheke.

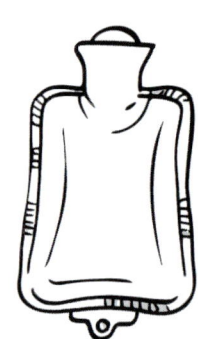

▶ Trinken Sie täglich ½ Liter Rote-Bete-Saft, ¼ Liter Apfelsaft oder Traubensaft.

▶ Essen Sie nur leicht verdauliche, gewürzarme und salzlose Kost, Kürbisspeisen, Milchprodukte. Kein Fleisch, keinen Bohnenkaffee, keinen Alkohol.

▶ Nehmen Sie zweimal die Woche ein ansteigendes Sitzbad in der Wanne: Während der Badezeit von 20 Minuten sollte die Wassertemperatur von 35 auf 42 Grad Celsius ansteigen. Danach ab ins Bett. Und täglich morgens eine Minute im kalten Wasser Wassertreten.

FIT IN DEN SOMMER

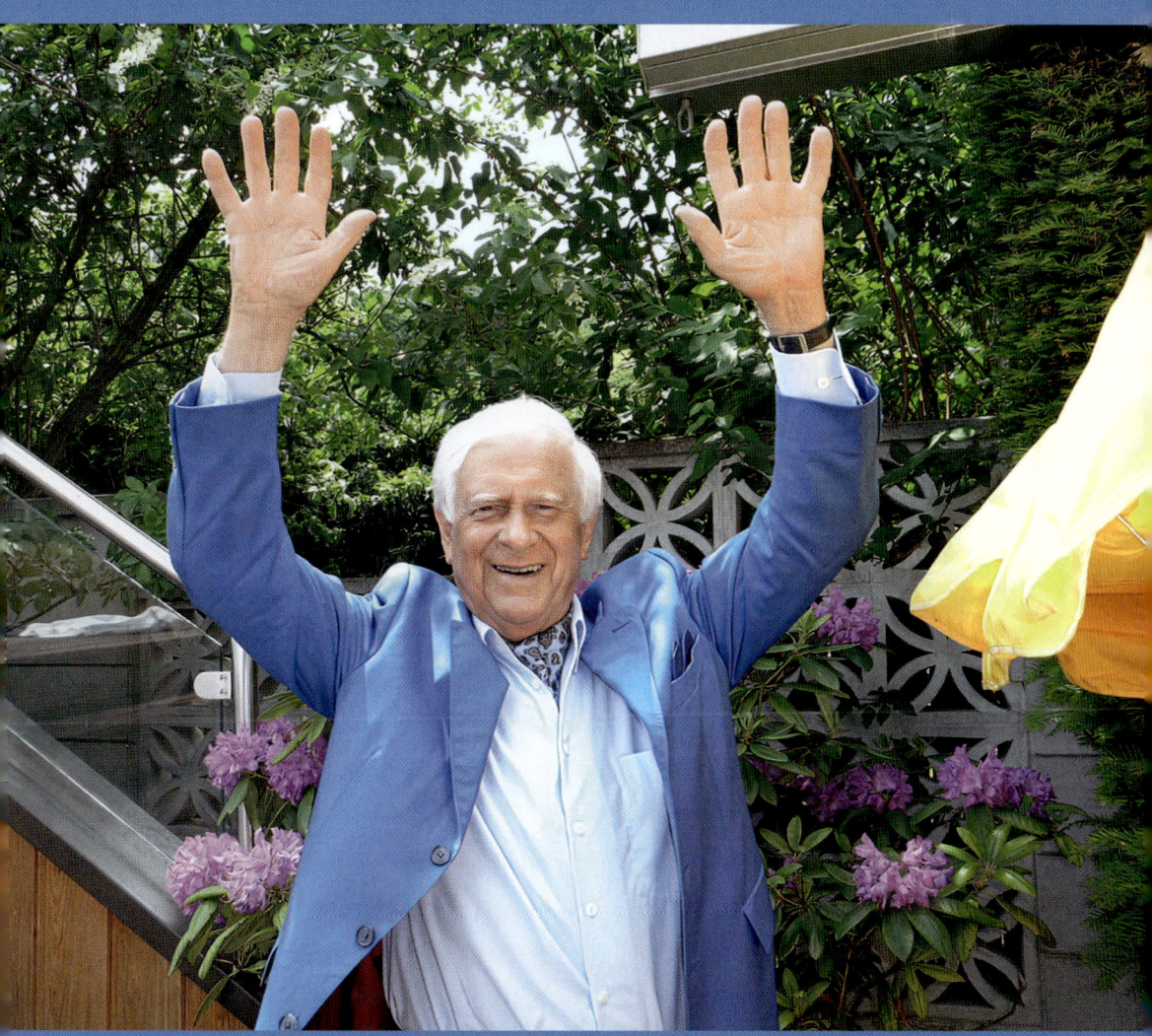

Wenn Körper und Geist nach Ruhe drängen,

dann ist Sommer

Sommerkosmetik aus der Küche

Sie brauchen keine Schönheitsfarm zu besuchen, um sich dort gegen eine Reihe von alltäglichen Befindlichkeitsstörungen aufzubauen. Beruf, Haushalt, Familie und das Budget machen das oft unmöglich. Doch jetzt ist ganz groß ein neuer Trend im Kommen: die Gesundheitstherapie in der Küche.

Ist das nicht ideal? Sie bereiten in der Küche köstliche Speisen zu. Und dabei tun Sie etwas für Ihre Gesundheit, Vitalität und Schönheit. Sie brauchen dazu keine speziellen teuren Tinkturen, keine Salben, keine Medizinaltees oder Arzneien und Kosmetika. Sie nehmen einfach all das, was Sie für die Zubereitung Ihrer Speisen vorrätig haben.

▶ Haarausfall: Ei mit Rum
Verrühren Sie ein Eigelb mit fünf Esslöffeln Olivenöl und zehn Esslöffeln Rum (40-prozentig). Reiben Sie die Kopfhaut damit ein. Erst am nächsten Morgen abwaschen.

▶ Zu wenig Haare: Zwiebel
Schneiden Sie eine große, rohe Zwiebel in dünne Scheiben. Legen Sie diese ins Haar, binden Sie ein Leinentuch darüber. Diese Packung einmal die Woche über Nacht einwirken lassen.

▶ Dünnes Haar: Bier
Gießen Sie ½ Flasche Bier in das Wasser zum Haarespülen. Machen Sie das nach jeder Haarwäsche.

▶ Sprödes Haar: Cognac
Mixen Sie ein Eigelb mit einem großen Cognac, reiben Sie damit die Haare ein. 20 Minuten einwirken lassen. Mit lauwarmem Wasser – mit dem Saft einer Zitrone – spülen.

- Damenbart: Gurkenwasser
Lästige Haare im Gesicht werden ganz hell und nicht so sichtbar, wenn Sie die Haut regelmäßig mit frischem Gurkenwasser oder frischgepresstem Apfelsaft oder mit Zitronensaft einreiben.

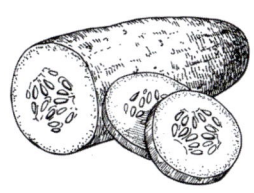

- Gerötete Augen: Bratäpfel
Wenn die Augen durch Zigarettenrauch oder zu wenig Schlaf gerötet und entzündet sind: Legen Sie das warme Fruchtfleisch eines Bratapfels auf die geschlossenen Augen. Nach dem Auskühlen abwaschen.

- Müde Augen: das Weiße vom Ei
Bereiten Sie ein hartgekochtes Ei oder ein Spiegelei. Drücken Sie das sehr warme Eiweiß, das Sie vorher in Stücke hacken, für 15 Minuten auf die geschlossenen Augen. Dann raffeln Sie zwei Möhren, mischen zehn Tropfen Weizenkeimöl dazu und essen das Gemisch.

- Hautjucken: Weizenkeimöl
Massieren Sie die Haut mit Weizenkeimöl (Reformhaus) ein. Trinken Sie täglich ¼ Liter Milch.

- Raue Hände: Puderzucker
Mischen Sie vier Esslöffel Puderzucker mit einem Esslöffel Mandelöl. Reiben Sie damit einige Zeit die Hände ein.

- Warzen: Knoblauch
Schneiden Sie eine Knoblauchzehe in dünne Scheiben, legen Sie diese auf die Warze und kleben ein Heftpflaster darüber. Geben Sie jeden Tag neue Knoblauchscheiben auf die Warze.

- Rote Nase: Erdbeeren
  Zerdrücken Sie ein paar frische Erdbeeren und aufgetaute Tief-
  kühlfrüchte und streichen Sie den Brei auf die Nase. Eine Stunde
  einwirken lassen.

- Akne: Möhren und Sahne
  Reiben Sie eine Möhre, rühren Sie etwas saure Sahne dazu und
  reiben Sie damit die Aknehaut ein. Zwei Stunden einwirken
  lassen.

Die Erdbeere als Schmerzmittel

Sie sind im Frühsommer die beliebteste Obstsorte. Sie duften besonders intensiv und werden in Märkten und Lebensmittelläden
massenhaft in leuchtend sattem Rot angeboten: die Erdbeeren. Sie
werden gekauft und verzehrt, weil sie einfach köstlich schmecken.

**Kaum aber jemand weiß, dass die Erdbeeren im Grunde ge-
nommen „Medizin aus dem Obstgarten" sind.**

- Die Erdbeere ist für sensible Menschen ein ideales Antischmerz-
  mittel, vor allem gegen Kopfschmerzen, Migräne, Rheuma und
  Gicht. Die Erklärung dafür: Die Erdbeere enthält eine natürliche
  Substanz mit dem Namen Methylsalicylsäure, die den Inhaltsstoffen des Aspirins verwandt ist. Daher kann der Genuss von etwa
  zehn saftigen, frischen Erdbeeren Kopfschmerzen oder Migräne
  vertreiben. Da es sich um eine sanfte Naturmedizin handelt,
  kann man Erdbeeren nicht gegen starke, lang anhaltende
  Schmerzen einsetzen.

- Die Erdbeere stellt mit ihren Schleimstoffen, Säuren und ätherischen Ölen ein natürliches Antibiotikum dar, das entzündlichen

Prozessen im Organismus entgegenwirkt. Gemeinsam mit dem reichen Gehalt an Vitamin C stärken Erdbeeren die natürliche Abwehrkraft gegen Erkältungen.

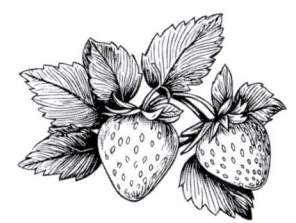

- Erdbeeren wirken aber auch harntreibend. Das häufige Erdbeerenessen treibt Harngrieß und Nierensteine schneller aus.

- Im Rahmen einer britischen Studie konnte nachgewiesen werden, dass die antibiotischen Substanzen in der Erdbeere sogar noch in 19-facher Verdünnung die Kraft haben, Typhuserreger abzutöten.

- Die deutschen Ärzte Dr. Norden und Dr. Heupke setzen Erdbeeren gegen die tropische Krankheit Sprue ein, eine Darmkrankheit.

- Der reiche Gehalt der Erdbeere an Mineralstoffen und Spurenelementen sowie Enzymen macht sie zu einem hervorragenden Muntermacher am Morgen. Daher: ideal zum Frühstück vor der Schule und Arbeit.

- Zahnärzte empfehlen oft den regelmäßigen Genuss von Erdbeeren, weil die Gerbstoffe der Frucht das Zahnfleisch festigen und dem Zahnfleischschwund vorbeugen können.

- All diese medizinischen Wirkungen kommen nur dann zum Tragen, wenn die Erdbeeren frisch, saftig und süß sind. Und wenn man nicht dagegen allergisch ist ...

Arznei vom Kirschenbaum

Zum Sommerbeginn sind sie besonders rot und leuchtend, besonders süß und besonders saftig: die heimischen Kirschen. Die meisten von uns essen sie, weil sie einfach köstlich schmecken. Nur wenige wissen, dass Kirschen auch natürliche Kräfte für unsere Gesundheit besitzen. Man könnte sie beinahe als „Arznei vom Kirschenbaum" bezeichnen.

Bereits in der Antike setzte sie der griechische Arzt Hippokrates auf der Insel Kos als Medizin ein, und zwar gegen Epilepsie. Dann geriet die therapeutische Bedeutung des beliebten Steinobstes in Vergessenheit.

Im Jahr 1920 wurden Kirschen in Deutschland, Frankreich und England von vereinzelten Ärzten bei Nierensteinen, bei Gallenblasenerkrankungen und zur Schleimlösung eingesetzt. Auch heute wieder sind Kirschen bei Ärzten der Ganzheitsmedizin geschätzt. Und zwar gegen drei verschiedene gesundheitliche Alltagsprobleme:

1. Kirschen liefern dem Organismus reichlich Ballaststoffe, welche im Darm enorm aufquellen und daher die Verdauung in Schwung bringen. Gegen Verstopfung: eine Handvoll Kirschen essen.

2. Am amerikanischen Forsyth Dental Center für Zahnheilkunde hat man in den Kirschen antibakterielle Substanzen und Enzyme gegen Karies und Parodontitis entdeckt. Die Enzyme verhindern die Bildung von Zahnbelag, der dann in der Folge bei mangelnder Zahnhygiene Karies auslöst. Zur Vorbeugung: Zur Kirschenzeit nach jeder Mahlzeit zehn bis 15 Früchte genießen.

3. Im Jahr 1950 unternahm der in Texas lebende, aus Deutschland stammende Arzt Dr. Ludwig Blau einen interessanten Selbstversuch. Er litt an starker Gicht mit furchtbaren Schmerzen und musste teilweise im Rollstuhl sitzen. Keine der bekannten Therapien half. Da begann er im Sommer reichlich Kirschen zu essen. Und siehe: Die Gichtschmerzen wurden deutlich gelindert. Daraufhin startete Dr. Blau eine Studie mit Gichtpatienten. Das Ergebnis: täglich 20 frische Kirschen wirken sich positiv auf Gichtschmerzen aus. Inzwischen haben andere Ärzte nachgewiesen, dass bei manchen Menschen auch Rheumabeschwerden durch Kirschengenuss zurückgehen. Die Erklärung: Kirschen sind reich an Vitamin C und an den Vitaminen der Gruppe B sowie Vitamin E. Außerdem liefern Kirschen große Mengen an dem Spurenelement Molybdän, welches entscheidend am Abbau der krankmachenden Übersäuerung des Körpers beteiligt ist.

Kirschen helfen unserer Gesundheit, egal ob aus dem Laden, aus dem eigenen oder aus Nachbars Garten.

Erste Hilfe bei Insektenstichen

Kaum werden die Tage und Nächte richtig warm, kommen sie bereits in Scharen und quälen uns: die Insekten, vorwiegend die Mücken, die den schönsten Sommerabend vermiesen können. Vielleicht haben Sie es selbst schon beobachtet, dass es Menschen gibt, die von Insekten besonders verfolgt werden. In der warmen Jahreszeit sind viele von uns betroffen, vor allem, wenn sie sich in der Nähe von Büschen, Flüssen und Seen aufhalten. Und wenn sie schwitzen. Der Schweißgeruch zieht die Plagegeister magisch an.

So ein Insektenstich hinterlässt nicht nur einen unangenehmen, stechenden Schmerz. Es kommt zu einem anhaltenden Juckreiz, relativ oft zu lästigen Hautausschlägen. Man sollte daher unmittelbar nach so einem Stich etwas unternehmen. Am besten eignen sich dazu natürliche Mittel:

▶ Schneiden Sie eine Zwiebel in zwei Hälften und reiben Sie die Haut an der Stichstelle mit den Schnittflächen der Zwiebel ein.

▶ Mischen Sie etwas Kochsalz und Apfelessig zu einem Brei und reiben Sie diesen in die Haut ein.

▶ Oder schlagen Sie etwas Salz in einen feuchten Lappen und drücken Sie diesen einige Zeit auf die Stichstelle.

▶ Sehr wirksam ist es auch, wenn Sie Tigerbalm aus der Apotheke in die Haut einmassieren.

▶ Es genügt aber auch, wenn Sie Kochsalz mit etwas Speichel vermischen und aufstreichen. Das Salz zieht das Insektengift zum Teil aus der Haut.

▶ Sie können auch als Notlösung eine Aspirintablette mit Speichel auflösen und den Brei einreiben.

Es ist allerdings zu überlegen, ob man nicht vorbeugend etwas unternimmt, damit man von Insekten nicht gar so geplagt wird. Auch da gibt es Möglichkeiten, die bei vielen von uns hervorragend wirken:

▶ Lassen Sie sich von Ihrem Hausarzt ein Vitamin-E-Präparat verschreiben. Sie bekommen dann eine Ausdünstung, die den Biestern nicht schmeckt.

- Reiben Sie die Haut mit Lavendelöl, Eukalyptusöl oder Lorbeeröl aus der Apotheke ein.

- Wenn Sie freie Hautstellen mit Apfelessig massieren, wird die Angriffslust der Insekten verringert.

- Geben Sie drei Tropfen Lavendelessenz aus der Apotheke auf ein Stück Würfelzucker und lassen Sie dieses im Mund zergehen.

Flirten ist eine Naturarznei

Urlaubszeit, Ferienzeit, Sommerzeit: Das ist zugleich auch für viele Menschen eine Zeit, in der man mehr Lebensfreude zeigt, mehr Liebesgefühle hat.

Wer jetzt denkt, flirten hätte nichts mit Gesundheit zu tun, der irrt gewaltig! Der britische Psychologe Dr. Nicolas Lewellyn und der amerikanische Arzt Prof. Dr. George Barnley haben in jahrelangen Studien und Beobachtungen nachgewiesen, dass Flirten ganz eindeutig als Medizin für Körper und Seele angesehen werden kann. Und die beiden meinen: Wir alle sollten die sommerliche Zeit viel mehr zum Flirten nützen. Prof. Dr. Barnley meint dazu allerdings: „Ich will damit nicht Unfrieden in glückliche Ehen und Partnerschaften bringen. Im Gegenteil: Wer sagt denn, dass man immer nur mit fremden Menschen flirten soll? Wenn man bereits vergeben ist, dann ist es wunderschön, mit dem Partner zu flirten. Das frischt oft zur Routine gewordene Liebe wieder auf!" Nicht nur das. So wertvoll ist Flirten für unsere Gesundheit:

- Verkrampfte Muskeln im Nacken und im Rücken entspannen sich. Rheumatische Schmerzen werden gelindert.

- Die Harmonie der Seele wird gefördert. Positive Gedanken kommen auf. Depressive Stimmungen verschwinden.

- Kopfschmerzen und Migräne vergehen in Windeseile. Was Tabletten in Stunden nicht schaffen, gelingt durch Flirten oft in Minuten.

- Vorhandener Frust wird in Freude umgewandelt.

- Die Gesichtshaut wird beim Flirten besser durchblutet und wirkt dadurch jünger und frischer. Flirtende Menschen sehen daher immer schön aus.

- Die Arbeit des Herzens wird aktiviert und in den meisten Fällen erhöht sich der Puls auf 130. Damit kommt der gesamte Kreislauf in einen wünschenswerten Schwung.

- Wenn das Flirten von Erfolg gekrönt ist, wenn also der andere zurück flirtet, steigt im Organismus die Zahl der Antikörper und Lymphozyten. Das bedeutet: Das Immunsystem wird gestärkt.

- Beim Flirten wird mehr Neurohormon Adrenalin gebildet. Der Betreffende wird aktiver, hat mehr Vitalität, und zwar geistig und körperlich.

- Vor allem wenn man beim Flirten lächelt oder lacht, wirkt sich das positiv auf die Gesundheit aus. Dabei wird nämlich negativer Stress abgebaut. Es kommt zu einer idealen Art der Entspannung von beruflichen Problemen.

Sie sehen: Ein Flirt lohnt sich.

Die Heilkraft der Rosen

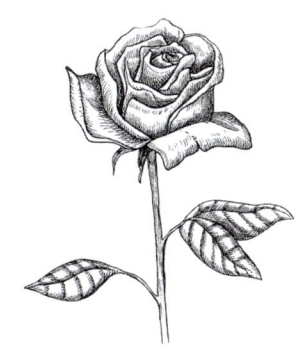

In der schönen Jahreszeit stehen sie überall in voller Blüte: die duftenden, farbenprächtigen Rosen. In den Blumenläden sind sie die meistgekauften Blumen. Und in den Gärten sind die Buschrosen die Favoriten. Wir kaufen Rosen, um anderen damit Freude zu machen. Wir bewundern Rosen und riechen an ihnen, weil wir selbst Freude daran haben. Hätten Sie aber gedacht, dass die Rose auch für unsere Gesundheit Bedeutung hat? Dass es nicht übertrieben ist, wenn wir die Rose in gewisser Weise als Naturarznei bezeichnen?

Französische Ärzte haben in den letzten drei Jahren intensive Untersuchungen angestellt und sind zu dem Ergebnis gekommen, dass wir alle die Rose viel mehr für unser Wohlbefinden und unsere Gesundheit nützen sollten. Und zwar gerade jetzt in dieser Jahreszeit, denn da verfügen die Rosen über besonders wirksame, intensive ätherische Öle:

Wo immer Sie eine Rose sehen: Erfreuen Sie sich an ihrem Anblick und riechen Sie intensiv bis zu fünf Minuten daran. Psychologen haben beobachtet, dass allein der Duft der Rose die Seele fröhlich stimmt, positive Gedanken fördert und die natürlichen Abwehrkräfte des Organismus stärkt. Gynäkologen betonen, dass das regelmäßige Einatmen von Rosenduft den Hormonhaushalt der Frau positiv beeinflusst.

▶ Bereiten Sie sich jetzt möglichst oft einen Rosenblütenblättertee. Sie besorgen sich dafür frische Rosenblütenblätter von Pflanzen, die biologisch angebaut und nicht gespritzt wurden. Waschen Sie die Blätter gut, schneiden Sie sie in kleine Stücke. Einen Teelöffel davon mit einer Tasse kochendem Wasser übergießen, zwei Minuten zugedeckt ziehen lassen, durchseihen, mit etwas Honig in langsamen Schlucken trinken. Rosenblütenblättertee vertreibt depressive Stimmungen, gibt seelische Kraft. Man kann den Tee auch aus getrockneten Rosenblütenblättern (Apotheke) zubereiten.

Besonders entspannend und regenerierend nach einem anstrengenden Tag ist ein Rosenblütenbad. Füllen Sie eine Handvoll frischer oder getrockneter Rosenblütenblätter in einen Nylonstrumpf und hängen Sie diesen unter das einfließende, heiße Wasser in der Wanne. Baden Sie darin 25 Minuten, atmen Sie den Rosenduft tief ein und dampfen Sie dann eine Stunde im Bett nach. So ein Bad ist auch eine ideale Hautpflege.

Für zwischendurch zum Aufbauen und Beruhigen nach Streit und Aufregungen: Reiben Sie die Nasenlöcher mit Rosenöl (Apotheke) ein.

Rohkost verhindert Krankheiten

Es ist in diesen Sommertagen eine wahre Freude, einen Markt oder einen Gemüseladen zu besuchen. Überall werden erntefrische heimische Obst- und Gemüsesorten angeboten. Jetzt ist genau die richtige Zeit, dass wir all diese Naturprodukte auch reichlich nützen, und zwar so, wie sie uns zur Verfügung stehen: frisch und roh. Ernährungswissenschaftler haben in den letzten Jahren eindeutig den Nachweis erbracht, dass wir mit Rohkost einer Reihe von Krankheiten vorbeugen können.

▶ Nur im rohen Zustand liefern Obst und Gemüse auch wirklich reichlich Vitamine, Mineralstoffe, Spurenelemente und Enzyme. Beim Kochen, Dünsten, Erwärmen, bei langem Tiefkühlen und bei zu langem Lagern werden all diese lebenswichtigen Substanzen abgebaut. Wichtig: Tomaten und Möhren sind auch erhitzt gesundheitsfördernd.

➤ Wer reichlich erntefrisches Obst und Gemüse konsumiert, baut die natürlichen Abwehrkräfte gegen Erkältungskrankheiten auf.

➤ Untersuchungen am Institut für Sozialmedizin in Wien unter der Leitung von Univ. Prof. Dr. Michael Kunze haben ergeben, dass reichlicher Verzehr von Rohkost Magen und Darm gegen Geschwürbildungen und gegen Krebserkrankungen schützt.

➤ Der Genuss von erntefrischen Naturprodukten sorgt auch für eine geregelte Verdauung. Es gibt keine Verstopfungsprobleme mehr.

➤ Wer jetzt regelmäßig Obst und Ge- müse isst, der führt damit auch eine natürliche Hautpflege von innen durch. Zusätzlich werden Haare und Nägel schöner.

➤ Wie wertvoll rohes Obst und Gemüse für unseren Körper und seinen Ge- sundheitszustand sind, zeigt eine umfassende Untersuchung, die vor einigen Jahren in der Schweiz durchgeführt wurde:

➤ Wenn jemand tagaus, tagein nur industriell veränderte, natur- entfremdete Nahrung zu sich nimmt, dann erhöht sich – als eine Art Abwehr – die Zahl der weißen Blutkörperchen. Man spricht in der Medizin von einer Ernährungsleukozytose. Das ist keine Krankheit, kann aber im Laufe von Jahrzehnten zu Stoffwechsel- störungen führen.

- ▶ Wenn der Organismus unveränderte Naturprodukte zugeführt bekommt, dann erhöht sich die Zahl der weißen Blutkörperchen nicht. Der Organismus freut sich über die wertvollen Vitalstoffe.

- ▶ Und wenn wir nun zuerst Rohkost zu uns nehmen und dann anderes essen, dann geschieht auch nichts. Der Organismus ist zufrieden und nimmt die unnatürliche Nahrung mit in Kauf.

Das bedeutet für unsere Gesundheit: Wir müssen unsere Essgewohnheiten nicht verändern. Wir sollten nur jede Mahlzeit mit frischem Obst oder mit einem schönen Teller Salat beginnen!

Schlechte Eigenschaften machen krank

Gerade in der schönen Jahreszeit, wenn Sie Gelegenheit haben, irgendwo draußen in der Natur im Schatten unter blauem Himmel auszuruhen und über sich nachzudenken, dann sollten Sie sich vornehmen, mit möglichst positivem Handeln dem Herbst entgegenzugehen. Und zwar: für Ihre Gesundheit. Schwedische Wissenschaftler – Mediziner und Psychologen – haben herausgefunden und in Patientenstudien eindeutig nachgewiesen, dass schlechte Eigenschaften, die man nicht bekämpft, die Gesundheit gefährden und regulär krank machen können. Genaue Beobachtungen haben ergeben:

- ▶ Herrschsüchtige Menschen, die alles durchsetzen und den anderen aufdrängen wollen, bekommen eines Tages Probleme mit den Bronchien. Ihre verkrampfte, eigensinnige Lebenseinstellung führt mit der Zeit zu Atemnot und kann sich zu einem schweren Asthmaleiden entwickeln.

- Wer anderen Erfolg oder Besitz nicht gönnt, der stört damit die Arbeit der Galle und der Leber. Jahrzehntelanger Neid kann zu einschlägigen Erkrankungen führen.

- Jähzornige Frauen und Männer belasten durch ihre unduldsame Lebenseinstellung Herz und Kreislauf. Sie altern auch sehr oft schneller.

- Wer von Geiz geplagt wird und absolut niemals etwas abgeben möchte, der beeinflusst die Funktionen des Magens negativ und verursacht Darmkrämpfe. Das kann zu Geschwüren und anderen Problemen im Verdauungstrakt führen.

- Die Eifersucht, die den betreffenden Menschen meist selbst quält, greift ebenfalls störend in die Harmonie des Organismus ein. Es bilden sich bei jedem Eifersuchtsanfall Stoffwechselschlacken, die sich in den Muskeln und in den Gelenken absetzen und auf Grund einer ausgelösten Funktionssperre nicht abbauen. Eifersüchtige Menschen bekommen mit den Jahren sehr leicht rheumatische Beschwerden und unreine Haut.

- Wer rastlos durchs Leben geht und sich überhaupt keine Ruhe gönnt, baut in sich Ängste auf und belastet die Nieren sowie die Blase.

- Faule Menschen werden im Laufe der Jahre übergewichtig oder haben zu hohe Cholesterinwerte. Das wieder belastet Herz und Kreislauf.

Sie sehen: Wenn Sie langfristig etwas für Ihre Gesundheit tun wollen, dann lohnt es, schlechte Eigenschaften abzubauen und sich dem Positiven zuzuwenden.

Vorsicht Sommergrippe!

Ärzte der Weltgesundheitsorganisation (WHO) in Genf sind zu einem alarmierenden Schluss gekommen: An der Sommergrippe, an der in unseren Breiten in den letzten Jahren in zunehmendem Maße viele Menschen leiden, sind 92 Prozent der Bevölkerung selbst schuld!

Unser modernes, zum Teil sehr unvernünftiges Leben fördert den sommerlichen grippalen Infekt. Man kann ihn daher verhindern, indem man nicht mutwillig und gedankenlos sein Immunsystem schwächt. Man muss wissen, wie man es richtig macht:

▶ Löschen Sie Ihren Durst nicht mit eiskalten Getränken, die unmittelbar aus dem Kühlschrank kommen. Auch das übertriebene Verwenden von Eiswürfeln in Getränken ist gefährlich. Setzen Sie sich nicht bei sonnigem, warmem Wetter der Zugluft aus. Viele Menschen fahren mit heruntergekurbelten Fenstern im Auto, viele öffnen die Fenster in öffentlichen Verkehrsmitteln und gefährden damit auch andere, vor allem ältere Menschen.

▶ Braten Sie nicht zu lange in der Sommersonne. Dabei werden die natürlichen Abwehrkräfte sehr geschwächt.

▶ Wenn Sie bei der Arbeit oder beim Freizeitsport ins Schwitzen geraten: Laufen Sie nicht mit nasser Kleidung umher. Sofort umziehen!

▶ Schwimmen Sie nicht zu lange in kaltem Wasser. Ein unterkühlter Körper wird schneller krank. Das trifft vor allem auf Kinder zu.

- Ziehen Sie sich wärmer an. Leichte Sommerkleidung an kühlen Sommertagen fördert die Infektionsgefahr für eine zünftige Erkältung.

- Wenn Sie im Sommer Durchblutungsstörungen haben und unter kalten Füßen leiden, unternehmen Sie sofort etwas dagegen: regelmäßig heiße Fußbäder, Fußmassagen, Knoblauch essen, Ginkgodragees aus der Apotheke einnehmen.

- Wenn Sie an Ihrem Arbeitsplatz eine Klimaanlage haben, dann lernen Sie damit richtig umzugehen oder – schalten Sie sie aus. Ziehen Sie sich in klimatisierten, kühlen Räumen warm an. Sonst sind Sie bereits am ersten Sommertag krank, wenn Sie aus der schwülen Luft von draußen in die „eisige Kälte" kommen.

Wenn Sie das alles bedenken, dann werden Sie aller Voraussicht nach von dem grippalen Infekt im Sommer, wie Sie ihn sonst nur im Winter haben, verschont bleiben.

Knoblauch fürs Jungbleiben

Jetzt wird der frisch geerntete Knoblauch an Marktständen und in Gemüseläden angeboten. Viele greifen zu, weil sie Knoblauch – roh oder in Speisen – einfach besonders gern mögen. Andere wieder tun es auch aus gesundheitlichen Gründen. Und das mit Recht.

- Gerade der frisch geerntete Knoblauch aus südlichen Regionen, der in mineralstoffreicher Erde wächst, ist reich am Knoblauchwirkstoff Allicin, am Spurenelement Selen, an vitalisierenden

und verjüngenden Substanzen. Wenn
man jetzt täglich drei frische Knoblauchzehen verzehrt, so kommt das
nach Aussagen namhafter Ernährungswissenschaftler einer nicht zu unter-
schätzenden Naturtherapie gleich.

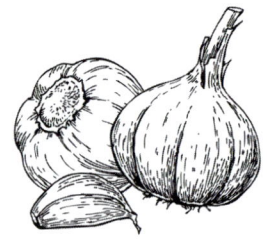

Wenn immer auch da und dort über den Knoblauch und seinen Einfluss auf die Gesundheit gelächelt wird: In den letzten Jahren haben
Studien beachtliche Ergebnisse gebracht:

▶ Dr. Winfried Wagner, Leiter des Gesundheitszentrums Mariazell,
und der Kölner Wissenschaftler Dr. Bernd H. Kümmel konnten
bei Patients nachweisen, dass die regelmäßige Einnahme von
Knoblauch zu hohe Cholesterinwerte senkt und Bluthochdruck
normalisiert.

▶ Der indische Arzt und Wissenschaftler Prof. Dr. Arun Bordia von
der Universität Tagore konnte im Rahmen einer Forschungsar-
beit an 500 Patients nachweisen, dass die Einnahme von
Knoblauch nach einem Herzinfarkt die Gefahr für einen zweiten
beachtlich senken kann. Außerdem konnte der Inder aufzeigen,
dass Knoblauch in vielen Fällen arteriosklerotische Entwicklun-
gen im Organismus nicht nur verlangsamen und stoppen, sondern bis zu einem gewissen Grad auch rückgängig machen kann.

Daran sollten wir denken, wenn jetzt der frisch geerntete Knoblauch
angeboten wird.

Die Immunkraft stärken gegen Bodenozon

In der Sommerzeit kommt es auf Grund des starken Verkehrsaufkommens und auf Grund intensiver Sonneneinstrahlung zur Bildung großer Mengen von bodennahem Ozon. Die Folge: Ozonalarm in den größeren Städten und in der näheren Umgebung. Erste Warnungen der Behörden: keine anstrengenden Tätigkeiten im Freien ausführen, am besten zu Hause bleiben. Für die Zukunft: Weniger Autofahren, Schadstoffe vermindern.

Das alles aber ist vielen Menschen zu wenig. Sie sagen mit Recht: Sollen wir den ganzen schönen Sommer im Keller verbringen? Sollen wir warten, bis es vielleicht einmal weniger Autoverkehr geben wird? Seit einigen Jahren wird die Frage laut: Wie sehr schadet dieses bodennahe Ozon dem Menschen wirklich? Und: Kann man irgendetwas tun, um die Gefahr zu mindern?

Dazu gibt es inzwischen hochbrisante Untersuchungen. Primararzt Dr. Helmut Zwick, Vorstand der Lungenabteilung im Krankenhaus Lainz, Wien, hat eine Studie abgeschlossen, aus der hervorgeht, dass erhöhte Ozonwerte Reizungen der Bronchien hervorrufen und deutlich das Immunsystem schwächen.

Ganz konkrete Vorschläge kommen von Prof. Dr. William A. Prayor und Prof. Dr. Pecker in den USA. Sie haben herausgefunden, dass bei hohen Ozonkonzentrationen in der Atemluft neben den Schädigungen der Atemwege im Blut und im Harn die Substanz Malondialdehyd nachzuweisen ist. Die Substanz greift die Zellen an. Sie kann in Grenzen gehalten und reduziert werden, wenn im Organismus genügend Vitamin E gespeichert ist.

Daraus lässt sich schließen: Es ist bei einer hohen Bodenozonbelastung sinnvoll, sich mit Produkten zu ernähren, die reich an Vitamin E sind: Weizenkeime, Weizenkeimöl, Vollkornbrot, Müsli. Prof. Dr. Pecker rät zu einer schützenden täglichen Aufnahme. Zusätzlich sollte man die Atemwege stärken mit täglichen Inhalationen.

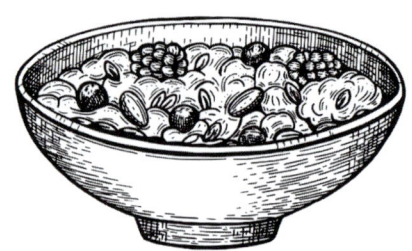

Die Hamburger Gesundheitsbehörde hat eine interessante Beobachtung gemacht: Unmittelbar über einer Wasseroberfläche zerfällt das bodennahe Ozon wieder in normalen Sauerstoff. Das bedeutet: Schwimmen ist ungefährlich, auch wenn die übrige Luft belastet ist.

So ist Gegrilltes gesund

An prächtigen Sommertagen und warmen Sommerabenden laden viele gerne zum Grillen ein. Es ist eine ganz besondere Art des geselligen Beisammenseins, garniert mit vielen duftenden Köstlichkeiten. Doch die Ernährungsfachleute warnen. Wenn man nicht auf ganz bestimmte Regeln beim Grillen achtet, dann kann es unsere Gesundheit gefährden.

▶ Im Rauch und im Ruß, der von der glühenden Holzkohle aufsteigt, befinden sich große Mengen krebserregender Stoffe. Es handelt sich dabei um die polyzyklischen aromatischen Kohlenwasserstoffe – kurz PAK genannt. Einer davon: das Benzpyren. Ganz besonders entstehen diese Substanzen, wenn Fett vom Rost in die Glut tropft. Dann steigen die Gifte im Rauch auf, setzen sich am Fleisch fest.

▶ Was Sie dagegen tun können: Halten Sie entsprechenden Abstand zwischen Glut und Fleisch. Vermeiden Sie beim Entzünden der Holzkohle starke Rauchentwicklung. Legen Sie das Grillgut erst auf, wenn die Glut mit weißer Asche überzogen ist.

▶ Am besten ist, Sie schaffen sich ein stabiles Grillgerät an, bei dem sich die Glut nicht unter dem Grillgut befindet. Ideal, wenn die Glut seitlich die Hitze auf das Fleisch abgibt. Untersuchungen ergaben: Steaks, die unter sich die Glut haben, enthalten 50-mal mehr krebserregende Stoffe als jene, die von einer seitlichen Glut gegrillt werden.

▶ Eine wunderbare Lösung ist es auch, das Fleisch auf einer erhitzten Lavagesteinsplatte zu grillen. Es gibt auch modere Grillgeräte, die mit Strom oder Gas betrieben werden.

▶ Eine weitere Gefahr für die Gesundheit entsteht, wenn man gepökeltes Fleisch, geräucherte Wurst und Speck auf den Grill legt. Diese Produkte enthalten Nitritpökelsalz. Und das wird in der Grillhitze zu krebserregenden Nitrosaminen.

▶ Was Sie dagegen tun können: Grillen Sie keine Würstchen, keine Fleischwurst, keinen Speck, keine Bratwürste, kein Pökelfleisch, keine Kasseler. Greifen Sie zu mageren Fleischsorten wie Lende, Steak, Hähnchenkeule, Hähnchenbrust oder zu Fisch. Außerdem versuchen Sie doch einmal vegetarisch zu grillen: Tomaten, Maiskolben, Zucchini, Kartoffeln. Gut gewürzt kann das köstlich schmecken.

> Und dann gibt's noch einen Trick gegen die schädlichen Stoffe, die beim Grillen entstehen. Führen Sie mit Beilagen dem Gegrillten die Vitamine A, C und E zu. Zum Beispiel: Paprikaschoten oder Kiwis fürs C, Möhren fürs A und Milchprodukte oder Weizenkeimöl im Salat fürs E. Der beste Trick: Servieren Sie zum Gegrillten einen A-C-E-Salat aus Paprikaschoten, Möhren, Kopfsalat, Radieschen, Maiskörnern und Weizenkeimöl.

Ein guter Rat: Sie sollten im Sommer nicht täglich grillen.

So meistern Sie die Gluthitze

Im Juli und August kann es bei uns immer wieder zwischendurch zu tropischen Temperaturen kommen. Die einen jubeln darüber, die anderen stöhnen. Doch für alle sind extrem heiße Tage eine Belastung. Das alles sollten Sie tun, damit Sie gut durch die Gluthitze kommen:

> Trinken Sie tagsüber zwei bis drei Liter Mineralwasser und lauwarmen Kräutertee. Die reichliche und regelmäßige Flüssigkeitszufuhr regt Kreislauf und Verdauung an.

> Meiden Sie Getränke aus dem Kühlschrank, meiden Sie Eiswürfel. Durch Kaltes wird die Wärmebildung im Körper besonders angeregt. Man kommt erst recht ins Schwitzen.

> Wenn die Hitze unerträglich wird: Lassen Sie jede Stunde kaltes oder kühles Wasser über den Puls beider Hände laufen, etwa zwei bis fünf Minuten.

> Verzichten Sie auf Alkohol und starken Bohnenkaffee.

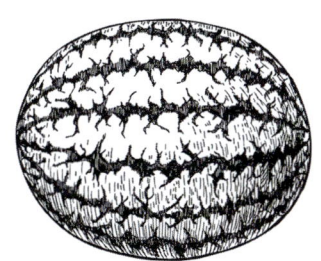

▶ Kauen Sie rohe Petersilie, essen Sie rohe Zwiebel. Die Inhaltsstoffe festigen den Kreislauf.

▶ Essen Sie wenig und leicht: vor allem frisches Obst, rohes Gemüse. Ideal: Melonen, weil sie viel Vitamine, Spurenelemente und Mineralstoffe liefern.

▶ Halten Sie sich im Schatten auf, meiden Sie pralle Sonne. Am besten: Sie bleiben in kühlen Räumen.

▶ Stecken Sie Ihre Füße in einen Eimer mit kühlem Wasser. Rühren Sie ½ Liter Apfelessig dazu.

▶ Legen Sie sich ein feuchtes Tuch auf die Stirn oder in den Nacken. Vorsicht vor Zugluft, sonst erkälten Sie sich.

▶ Tragen Sie bequeme, leichte Kleidung aus Naturfasern, am besten Baumwolle oder Leinen. Lockern Sie zu enge Kleidung.

▶ Wenn Sie von den Temperaturen aufgeheizt sind, dann kann eine Dusche zwischendurch erfrischen. Niemals eine eiskalte Dusche, besser lauwarm.

▶ Tragen Sie im Freien einen Kopfschutz. Ideal: ein Stroh- oder Stoffhut.

Wenn Ihnen in der Hitze übel wird, kann Ihnen folgender Akupressurgriff helfen: Reiben Sie mit dem Zeigefinger die Stirn genau in der Mitte der Augenbrauen. Sieben Sekunden reiben, sieben Sekunden drücken, sieben Sekunden Pause. Mehrmals wiederholen.

Gesund und fit in den Urlaub

Millionen Menschen freuen sich ein Jahr lang auf ihren Sommerurlaub. Man hat ein Jahr lang gespart, um sich für die arbeitsreichen Monate zu belohnen. Man erwartet sich von diesem Urlaub Stressabbau, Entspannung, Erholung, Wohlbefinden und Gesundheit. Doch nicht immer erfüllt so ein Urlaub die Erwartungen. Daran sind aber sehr oft wir selbst schuld. Denn wer gesund und fit in und durch den Urlaub kommen möchte, der muss auch selbst etwas dafür tun.

Das beginnt schon mit der Abreise: Jeder vierte Erwachsene und jedes dritte Kind leiden an der Reisekrankheit und fühlen sich unterwegs in die Ferien elend. Und jeder Sechste fühlt sich nach dem Reisestress und durch die Umstellung in den ersten Tagen am Urlaubsziel schlecht. Meist handelt es sich um eine Störung des vegetativen Nervensystems.

▶ Gegen Muskelkater, Sportverletzungen oder Verspannungen lohnen sich Einreibungen mit asiatischem Tigerbalm. In diesem Zusammenhang ist es auch sinnvoll, im Reisekoffer eine elastische Binde gegen Verstauchungen, Wundpflaster und Wundbenzin mitzunehmen.

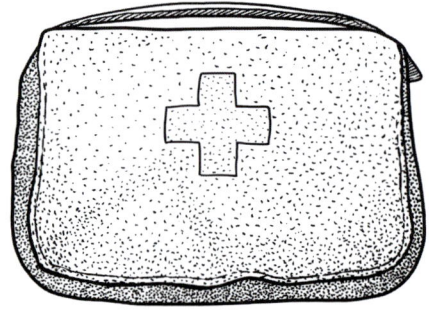

▶ Sehr verbreitet – vor allem in den Tropen und in exotischen Ländern – sind Magen- und Darminfektionen, verbunden mit Durchfall. Millionen Urlauber leiden alljährlich im Urlaub an „Montezumas Rache". Nehmen Sie eine antibakteriell wirkende und entkrampfende Arznei.

> Zusätzlicher Rat zur Vorsorge: Trinken Sie Wasser und Milch nur aus versiegelten Flaschen, die Sie selbst öffnen. Essen Sie nur Früchte, die Sie selbst schälen. Hände weg von Mayonnaisen, Salaten, rohem Fleisch, rohem Fisch und Eiswürfeln.

Und: Fragen Sie vor Urlaubsantritt Ihren Arzt, welche Impfung Sie für Ihr Ferienziel zu Ihrem Schutz brauchen.

Im Sommer muss man fleißig trinken

Wenn die Temperaturen im Sommer steigen, dann passiert es immer wieder: Einer in der Familie oder am Arbeitsplatz erleidet einen Schwindel- oder Ohnmachtsanfall, zeigt eine Kreislaufschwäche, hat eine Nierenkolik oder gar einen Nierenstein. Und alle wundern sich, weil der Betroffene an und für sich als gesunder Mensch galt. Das mag stimmen. Doch er hat einen Fehler gemacht. Er hat bei großer Hitze zu wenig Flüssigkeit konsumiert. Wir müssen uns nämlich immer vor Augen halten: Unser Organismus kann in den Sommermonaten nur dann gesund und fit bleiben, wenn er ständig Flüssigkeit nachgeliefert bekommt. Bei Senioren kann ein Mangel an Flüssigkeit zu einem regelrechten Austrocknen des Körpers mit schwerwiegenden Folgen führen.

> Die meisten von uns kommen bei höheren Temperaturen ins Schwitzen, vor allem, wenn sie sich bewegen, körperlich arbeiten. Im Zuge dieser Transpiration scheidet der Organismus nicht nur Schweiß, sondern auch eine Reihe von Mineralsalzen aus. Diese aber sind für den Organismus und für viele Lebensabläufe wichtig. Daher müssen sofort wieder Mineralsalze nachgeliefert werden. Vor allem solche, welche die Mineralstoffe Magnesium,

Kalzium und Kalium und eine Reihe von Spurenelementen nachliefern. Durch sie können Muskeln, Herz, Nerven und Nieren ungestört ihre Funktionen ausüben.

▶ Normales Leitungswasser und handelsübliche Limos können diese Aufgabe nicht in vollem Umfang erfüllen. Und alkoholische Getränke schon gar nicht. Der Organismus muss nämlich die lebensnotwendigen Mineralsalze in Form von Elektrolyten zugeführt bekommen: Sie müssen in Wasser gelöst sein. Nur dann zerfallen die Mineralsalze in Ionen, in kleinste elektrisch geladene Teilchen, die sich im Körper rasch ihren Weg zu ihrem Bestimmungsort bahnen, wo sie gebraucht werden.

▶ Aus ernährungswissenschaftlicher Sicht ist die ideale Flüssigkeit für den Sommer das Mineralwasser, das bei der Bevölkerung einen sehr hohen Stellenwert im täglichen Gebrauch hat. Besonders wertvoll sind jetzt Mineralwässer mit einem hohen Anteil an Magnesium und Kalium. Es ist dabei unwesentlich, ob sie reichlich oder wenig Kohlensäure haben.

▶ Nur wenige wissen, dass ein traditionelles Getränk aus Kindertagen von seinen Inhaltsstoffen her ein ideales Elektrolytgetränk darstellt, wie an der Universität von Benares untersucht wurde. Es ist der Himbeerdicksaft, mit Mineralwasser verdünnt.

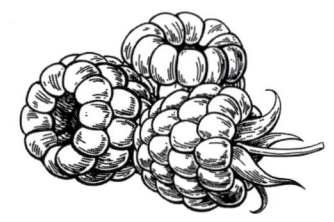

Auch Männer haben schwache Knochen

Erschütternde Zahlen beweisen es: der Knochenschwund – auch Knochenbrüchigkeit, Knochenentkalkung oder Osteoporose genannt – breitet sich aus. In den USA, in Europa und Japan sind rund 75 Millionen Menschen davon betroffen.

Bisher war allgemein bekannt, dass es sich bei der Osteoporose um eine klassische Frauenkrankheit handelt. Wenn in den Wechseljahren die Produktion der Sexualhormone abnimmt, dann werden auch der Aufbau der Knochen und die Einlagerung des Mineralstoffs Kalzium gebremst. Die Folge: Sobald eine Frau sich dann irgendwo anstößt, hat sie sofort einen Knochenbruch. Im fortgeschrittenen Alter bekommt sie den gefürchteten Rundrücken und verliert an Körpergröße.

Die Situation hat sich nun drastisch gewandelt. Fachärzte stellen seit kurzer Zeit fest: In zunehmendem Maße leiden auch Männer an Osteoporose. Was man mitunter noch für Rheuma hält, ist in vielen Fällen fortschreitender Knochenschwund.

Man weiß auch, warum jetzt auch Männer von dieser Krankheit betroffen sind: Die Männer werden heutzutage älter als früher. Auch sie kommen etwa um die 70 in einen Wechsel und die Produktion der Sexualhormone nimmt ab, damit auch der Aufbau der Knochen. Zu alledem ernähren sich die meisten Männer sehr mangelhaft. Bewegungsmangel, Zigarettenrauchen, der Konsum von starkem Bohnenkaffee in großen Mengen tragen ebenfalls dazu bei. Schließlich fallen noch die zunehmenden Umweltgifte ins Gewicht: Schadstoffe wie Cadmium, Blei und radioaktive Substanzen lagern sich auch in den Knochen der Männer ab und schwächen das Knochenmaterial.

Ratschläge, die man früher ausschließlich den Frauen zur Vorbeugung und Bekämpfung von Osteoporose gab, gelten nun in gleichem Maße für die Männer: regelmäßiger Freizeitsport oder Gartenarbeit, gesunde Ernährung, die gezielt auf Kalziumzufuhr abgestimmt ist: Milch, Milchprodukte, Mandeln, Haselnüsse, Grünkohl, Petersilie, Sojaprodukte, Schokolade. Verzicht aufs Rauchen und auf zu große Mengen an

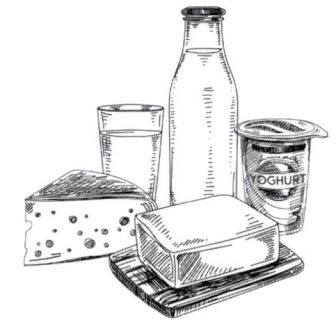

Bohnenkaffee. Zufuhr von Vitamin D: täglich fünf bis zehn Minuten Sonne, in der Ernährung Champignons und Fisch. Schließlich: Verzicht auf Alkohol und auf negativen Stress.

Bei bereits vorhandener Osteoporose und als wirksame Vorsorge haben sich bei den Frauen bereits die Behandlungen mit den Hormonen Östrogen und Gestagen bewährt. Beim Mann steht hier die Wissenschaft erst am Anfang.

So wichtig ist Händewaschen

Seit einigen Jahren nehmen Infektionskrankheiten bei Jung und Alt besonders stark zu: Erkältungen das ganze Jahr, Rachen- und Kehlkopfbeschwerden, Magen- und Darminfektionen, Herpes und vieles andere mehr. Man hat bisher in erster Linie den extrem wechselnden Temperaturen der letzten Zeit, aber auch den zunehmenden Umweltgiften die Schuld gegeben, weil dadurch die natürlichen Abwehrkräfte enorm geschwächt werden. Jetzt aber tritt die internationale Health Association in New York mit einer ebenso überraschenden wie alarmierenden Nachricht an die Öffentlichkeit: Zwei Drittel all dieser Infektionen könnten verhindert werden, wenn sich viele Menschen öfter die Hände waschen würden!

Man ist einfach der Meinung, dass wir in einer modernen Zeit der perfekten Hygiene leben. In Wahrheit: keine Spur davon. Der alte Spruch unserer Großmütter: „Vor dem Essen, nach dem Essen – Händewaschen nicht vergessen!" ist längst vergessen. Eine Untersuchung der Weltgesundheitsorganisation (WHO) hat ergeben: In den zivilisierten Ländern waschen sich die meisten Menschen nur einmal am Tag die Hände, und das oft nur am Morgen. Es gibt aber auch eine Reihe von Leuten, die sich tagelang nicht die Hände waschen.

Zugegeben: In unserer Zeit hantieren nur wenige von uns mit sichtbarem Schmutz. Doch man darf die Millionen und Abermillionen von Krankheitserregern nicht vergessen, die durch Händeschütteln von einem auf den anderen übertragen werden. Schnupfen, Husten, grippale Infekte werden vielfach von Hand zu Hand weitergegeben. Ganz besonders funktioniert das in der sommerlichen Hitze. Der Handschweiß ist eine ideale Brutstätte für Bakterien, Bazillen und Viren.

Die Corona-Zeit hat uns gezeigt: Es wäre daher für uns alle wichtig, wieder zu einer sinnvollen Handhygiene zu finden:

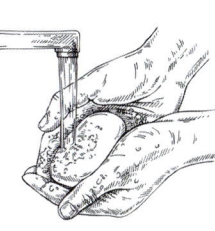

▶ Waschen Sie sich vor jeder Mahlzeit die Hände, vor allem wenn Sie mit den Fingern zulangen.

▶ Wenn Sie nach Hause kommen, ist es wichtig, die Hände zu reinigen. Vor allem, wenn Sie mit Menschen beisammen waren, die erkältet sind oder sonst an einer Infektion laborieren.

Allerdings darf man das Händewaschen nicht übertreiben, damit der Säureschutzmantel der Haut nicht geschwächt wird. Allzu häufiges Waschen mit gebräuchlichen Seifen kann Allergien und Ekzeme auslösen. Ideal: Händewaschen mit einer Cremeseife oder einem Waschstück (Apotheke), alkalifrei mit einem pH-Wert von 5,5. Man spricht auch von einer sauren Seife.

Das Schwitzen im Griff

Schwitzen ist gesund. Dabei werden Schlackenstoffe und Gifte, die den Organismus belasten, über die Hautporen abtransportiert. Allerdings leiden viele von uns an heißen Tagen oder auch in schwülen Nächten an einer übermäßigen Schweißabsonderung und sind darüber verzweifelt. Nicht zu Unrecht, denn das übermäßige Schwitzen deutet auf Störungen im Organismus hin.

Wer zu viel und zu oft schwitzt, der leidet sehr häufig auch an Angstzuständen, Nervosität, Erschöpfung, Überanstrengung, Eiweißmangel, Wechseljahresbeschwerden, Mineralstoffstörungen. Mitunter sind auch Medikamente daran schuld, die man einnehmen muss. Übermäßiger Schweiß kann die Begleiterscheinung für Schilddrüsenüberfunktion, Fettleibigkeit, Kreislaufstörungen, Stoffwechselprobleme, Lymphsystemerkrankungen und Rheuma.

Sehr oft leiden Frauen und Männer unter übermäßigen Schwitzen, ohne dass sie gesundheitliche Störungen haben. Meist ist das dann wetterbedingt. Man kann das selbst testen: Der Schweiß eines Gesunden riecht kaum, ist wässrig klar. Der Schweiß eines Kranken riecht übel und scharf. In diesem Fall muss man sofort zum Arzt.

Wenn Sie gesund sind und mehr als sonst schwitzen, dann bekämpfen Sie das Problem niemals mit Sprays, Salben oder Deodorants. Setzen Sie natürliche Mittel ein:

▶ Machen Sie eine dreiwöchige Salbeikur. Die Inhaltsstoffe des Salbeis regulieren die Schweißabsonderung. Sie müssen in den drei Wochen jeden Morgen einen Liter kaltes Wasser in einem Topf mit drei gehäuften Esslöffeln getrockneten Salbeiblättern (Apotheke, Drogerie) aufkochen. Lassen Sie das Ganze drei Minuten kochen. Durchseihen, etwas abkühlen lassen. Davon trinken Sie ungesüßt ¼ Liter sofort in kleinen Schlucken, gießen den Rest in eine Thermoskanne und trinken den Inhalt über den Tag verteilt. Bereits nach einer Woche spüren Sie die Wirkung der Kur.

▶ Zusätzlich sollten Sie Ihre Ernährung ändern: Essen Sie salzarm, wenig Fleisch, keine Wurst, meiden Sie Alkohol, starken Bohnenkaffee, scharfe Gewürze. Bevorzugen Sie Obst und Gemüse, Milchprodukte.

▶ Nehmen Sie regelmäßig Luftbäder. Dadurch wird die natürliche Hautatmung geregelt.

▶ Tragen Sie keine Kleidung aus Kunstfasern.

▶ Waschen Sie zweimal die Woche nach dem Duschen den ganzen Körper mit einer Mischung aus ¼ Liter Wasser und ¼ Liter Apfelessig ab.

▶ Nehmen Sie einige Zeit einmal am Tag Wechselduschen mit Warm- und Kaltwasser. Enden Sie immer mit dem kalten Wasser.

Berg- und Talwetter

Die Wetterverhältnisse des Sommers haben sich in den letzten Jahren verändert. Wir alle erleben es: Das Wetter spielt verrückt. An einem Tag brennt die Sonne vom Himmel. Am anderen Tag stürzen die Temperaturen ab. Millionen Menschen leiden unter diesem Berg- und Talwetter. Herz und Kreislauf, aber auch die Nerven werden dadurch sehr stark belastet. Junge Leute, die beruflichen Stress haben, spüren das ebenso wie Senioren.

Es gibt einfache Hausmittel, mit denen man den Kreislauf für die ständig wechselnden Temperaturen stärken kann:

▶ Essen Sie weniger. Meiden Sie schwere und fette Speisen. Bevorzugen Sie Obst und Gemüse.

▶ Reduzieren Sie das Rauchen oder hören Sie ganz auf damit.

▶ Trinken Sie keinen Alkohol. Löschen Sie Ihren Durst mit Mineralwasser, Hagebuttentee, Melissentee oder Kümmeltee.

▶ Sehr bewährt bei wechselndem Wetter hat sich eine Anwendung: das Wassertreten in kaltem Wasser in der Wanne, etwa ein bis zwei Minuten.

▶ Oder nehmen Sie ein lauwarmes Fußbad in einem Eimer. Setzen Sie dem Wasser ½ Liter Apfelessig zu.

▶ Essen Sie Produkte, die reichlich Vitamin C enthalten: pro Tag zwei Kiwis, eine Orange, zwei rohe Paprikaschoten. Oder nehmen Sie pro Tag eine Multivitamin-Brausetablette ohne Zucker aus der Apotheke in $1/8$ Liter Mineralwasser.

▶ Würzen Sie Ihre Speisen mit reichlich roher, gehackter Petersilie und sparen Sie dafür an Salz. Essen Sie eine rohe Zwiebel.

▶ Gönnen Sie Ihrem Körper eine Trockenmassage mit einer Naturborstenbürste.

▶ Legen Sie sich tagsüber mehrmals hin und lagern Sie Ihre Beine hoch.

▶ Genießen Sie ein ansteigendes Rosmarinbad. Lassen Sie in Ihre Badewanne Wasser mit 34 Grad Celsius und geben Sie zwei bis drei Esslöffel Rosmarinöl (Apotheke) hinein. Lassen Sie 20 Minuten lang alle drei Minuten heißes Wasser nachlaufen, bis das Badewasser 42 Grad hat. Kontrollieren Sie das mit einem Badethermometer. Bleiben Sie dann noch fünf bis zehn Minuten in der Wanne. Dann kalt oder lauwarm duschen.

▶ Auch ein Armband hilft: Lassen Sie kaltes Wasser ins Waschbecken einlaufen. Tauchen Sie beide Arme bis zur Oberarmmitte. Bewegen Sie sie hin und her. Nach 15 Sekunden das Wasser abstreifen, abtrocknen.

Wenn Ihnen das Berg- und Talwetter im Sommer sehr zu schaffen macht, müssen Sie den Arzt aufsuchen.

So konservieren Sie
die Urlaubserholung

Jeder Urlaub muss wieder einmal zu Ende gehen. Man reist nach Hause und muss sich binnen kurzer Zeit wieder auf den arbeitsreichen Alltag umstellen. Wir müssen daher alles tun, damit wir die neuen Kräfte, die wir in den Ferien getankt haben, lange nützen können, damit wir die Urlaubserholung möglichst lange konservieren. Es kommt nämlich auf uns selbst an, wie wunderbar die Entspannung und Ausgeglichenheit aus dem Urlaub anhält.

▶ Hüten Sie sich davor, an einem Sonntag spätabends zurückzukommen, sodass Sie dann ohne Übergang am nächsten Morgen am Arbeitsplatz erscheinen müssen. Ideal wäre, wenn Sie noch zwei, drei Tage zu Hause Zeit haben, ein wenig zu faulenzen und in Erinnerungen zu schwelgen.

▶ Gehen Sie in Ihrer Freizeit sparsam mit Ihren Kräften um. Gehen Sie in den ersten Tagen nach dem Urlaub früh schlafen. Sie beugen damit einem Leistungstief vor, das nur dann in den ersten Tagen eintritt, wenn man den Organismus nach dem Urlaub überfordert.

▶ Gehen Sie mit guten neuen Vorsätzen in den Alltag. Stehen Sie früher auf, nehmen Sie sich Zeit für ein gesundes Frühstück, vielleicht sogar Müsli oder Vollkornbrot. Eilen Sie nicht im letzten Augenblick aus dem Haus.

▶ Nehmen Sie ein Souvenir aus dem Urlaub an den Arbeitsplatz mit und stellen Sie es dort als Maskottchen auf. Erzählen Sie Arbeitskollegen und Freunden von Ihren Erlebnissen. Damit genießen Sie alles noch einmal, sind guter Stimmung und fühlen sich bestens.

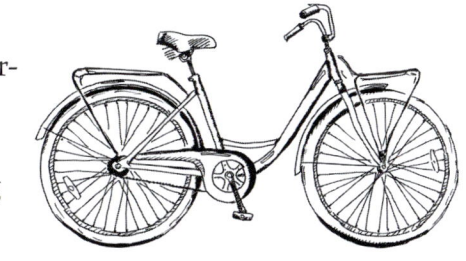

▶ Mediziner betonen, dass die Urlaubserholung mitunter so schnell verloren geht, weil die meisten von uns sich nach den Ferien wieder viel zu wenig bewegen. Bewahren Sie sich den sportiven Geist: Gehen Sie in Ihrer Freizeit auch daheim wandern, Rad fahren, schwimmen. Oder machen Sie zumindest jeden Abend einen kleinen Spaziergang.

▶ Bauen Sie sich gezielt mit Naturprodukten auf: Essen Sie einige Zeit täglich drei frische Knoblauchzehen oder nehmen Sie reichlich Vitamin C in Form von Kiwis, grünen Paprikaschoten oder Orangen zu sich. Nehmen Sie einige Zeit Bienenblütenpollen in Form von Gelée royale (Apotheke) zu sich.

▶ Und planen Sie bereits die nächste Ferienreise. Das gibt Auftrieb und hält fröhlich und fit. Sie wissen ja: Vorfreude ist die schönste Freude!

Tricks gegen den Reflux

Viele Menschen – vor allem Frauen – leiden darunter: Nach einer Mahlzeit verspüren sie, wie ihnen Säure die Speiseröhre hochklettert. Sehr oft müssen sie sich übergeben. Mitunter ist den ganzen Tag ein unangenehmer Druck in der Brust zu verspüren. Und morgens ist da regelmäßig – ohne jegliche Erkältung – ein lästiger Hustenreiz. Manche, die all diese Symptome aufweisen, gehen nicht zum Arzt, lassen das Leiden anstehen. Sie wissen gar nicht, dass sie unter der Reflux-Krankheit leiden.

Und das ist die Reflux-Krankheit: der Schließmuskel zwischen der Speiseröhre und dem Magen ist geschwächt oder in seiner Funktion gestört. Die Folge: Ein Teil der Magensäure kann in die Speiseröhre zurückfließen und wird nicht schnell genug oder gar nicht mehr in den Magen zurücktransportiert. Die Reflux-Krankheit kann durch allgemeinen Verschleiß, durch Nervosität, durch körperliche Überforderung bei der Hausarbeit oder durch übertrieben durchgeführten Freizeitsport – vor allem Jogging – ausgelöst werden.

Was aber kann man nun wirkungsvoll dagegen tun? Vorerst sollte man es mit natürlichen Maßnahmen versuchen, die von vielen Ärzten angeraten werden:

▶ Stellen Sie Ihr Bett schräg, sodass Kopf und Oberkörper höher gelagert sind. Dann kann nachts die Magensäure nicht über den Kehlkopf in die Atemwege gelangen. Das löst den gefürchteten Hustenreiz am Morgen aus.

▶ Nehmen Sie über einen längeren Zeitraum vor jeder Mahlzeit eine Messerspitze voll Ingwerpulver aus der Apotheke. Das stärkt den Schließmuskel zwischen Speiseröhre und Magen.

▶ Da aber eine unbehandelte Reflux-Krankheit zu chronischem Sodbrennen und längerfristig zu einer Speiseröhrenentzündung führen kann, muss mit dem Leiden unbedingt der Arzt aufgesucht werden. Er kann mit Medikamenten helfen, die die Funktion des Schließmuskels wieder herstellen und die Magenentleerung beschleunigen.

▶ Zu einer dauerhaften Wirkung gehört aber auch eine gesunde Lebensweise mit veränderten Ernährungsgewohnheiten: ballaststoffreiche Kost, kein Nikotin, nur wenig oder gar keinen Alkohol, öfter kleine Mahlzeiten, Stress vermeiden.

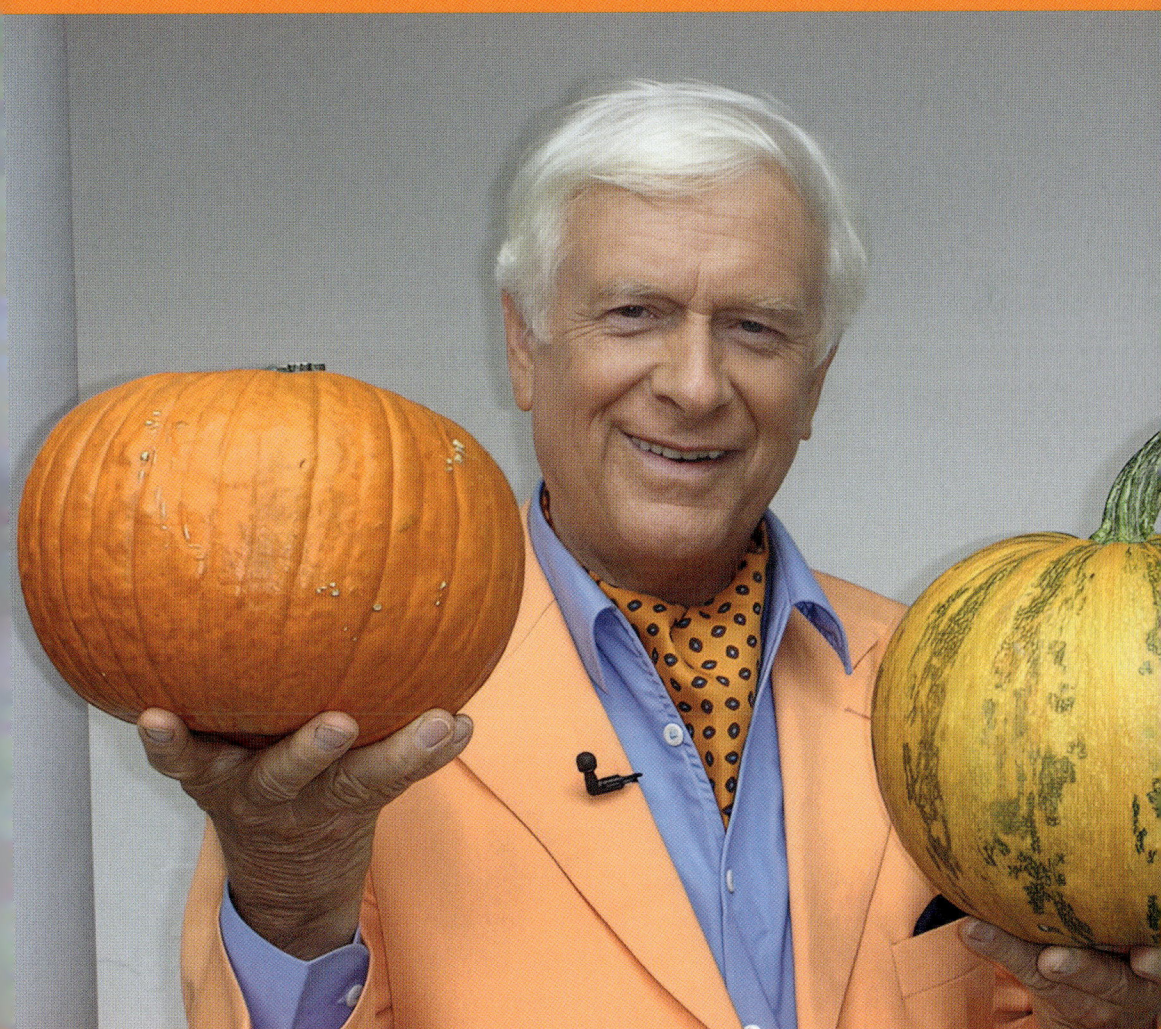

Wenn viele Früchte und Blätter Farben tragen,

dann ist Herbst

Fischöl schützt vor Herzinfarkt

Wenn nach dem Sommer die Monate wieder ein R in ihrem Namen führen, dann essen die meisten von uns wieder mehr Fisch. Eine umfangreiche wissenschaftliche Studie in den USA von Prof. Dr. Fyal Shahar an der Universität von Minnesota in Minneapolis an 15.000 Amerikanern hat eindeutig bewiesen: Das Öl von Meeresfischen, ganz besonders Lachsöl, schützt uns vor Herzinfarkt, Schlaganfall, vor zu hohen Cholesterinwerten und vor frühzeitiger Adernverkalkung.

Die Erkenntnis ist so wertvoll, weil in Mitteleuropa nach wie vor jeder Zweite vorzeitig an einer Herz-Kreislauf-Erkrankung stirbt. Während in den USA innerhalb der letzten zehn Jahre das Herzinfarktrisiko beachtlich gesenkt werden konnte, sind wir noch weit davon entfernt. Jetzt wissen wir es: Mit Meeresfisch können wir eine Menge für unsere Gesundheit tun.

Das Besondere an der amerikanischen Studie: Wir wissen jetzt exakt, warum Fischöl unseren Organismus schützt. Ärzte haben genau herausgefunden, was in unserem Körper passiert, wenn regelmäßig Fischöl zugeführt wird:

▶ Ein Herzinfarkt entsteht, wenn die Herzkranzgefäße verstopft sind. Viele Jahre hinweg bilden sich Ablagerungen in der Gefäßwand, bis das Gefäß schließlich so verengt ist, dass kein Blut mehr fließen kann und der Herzmuskel von der Versorgung abgeschlossen ist. Die regelmäßige Zufuhr von sogenannten Omega-3-Fettsäuren, wie sie im Meeresfisch vorhanden sind und in ganz besonders hohen Konzentrationen im Lachs, können das verhindern.

- Im Zuge der Studie hat man außerdem entdeckt, wie es überhaupt zu den arteriosklerotischen Ablagerungen kommt: drei gefährliche Eiweißbausteine treten plötzlich in hoher Konzentration auf und fördern die Adernverkalkung. Regelmäßige Gaben von Omega-3-Fettsäuren verhindern das Zusammenspiel dieser drei Eiweißbausteine und neutralisieren deren Aktivitäten.

- Man weiß, dass das LDL – das sogenannte „böse" Cholesterin – eine wesentliche Rolle bei der Verhärtung der Ablagerungen in den Adern spielt. Das LDL wird aber erst dann von der Zelle aufgenommen, wenn sich Sauerstoffatome angelagert haben. Man spricht von Oxydation. Die Vereinigung von Sauerstoff mit LDL wird ebenfalls von den Omega-3-Fettsäuren verhindert.

Prof. Dr. Fyal Shahar hat nun eine Therapie zur Vorbeugung von Herzinfarkt, anderen Herzerkrankungen sowie Arteriosklerose zusammengestellt, die jeder für sich durchführen kann:

- Essen Sie reichlich frisches, rohes Gemüse, dafür weniger Fleisch, wenig Fett.

- Gehen Sie jeden Tag 25 bis 45 Minuten spazieren oder wandern. Für Berufstätige: Nützen Sie die Mittagszeit für ein paar Runden im nächstgelegenen Park.

- Meiden Sie starken Lärm und Stress. Schaffen Sie nach beruflicher Hektik Ruhephasen.

▶ Bauen Sie ein bis zweimal die Woche Meeresfisch in Ihren Speiseplan ein. Wie schon betont: Medizinisch besonders interessant ist der Lachs. Eine Portion sollte 200 bis 220 Gramm betragen, damit die entsprechende Menge Omega-3-Fettsäure aufgenommen wird.

▶ Interessant für den menschlichen Genuss sind auch die Makrele und der Hering. Bei den heimischen Süßwasserfischen ist der Saibling wertvoll.

Naturkräfte gegen Wetterfühligkeit

Jeder zweite Erwachsene leidet in irgendeiner Form unter Wetterfühligkeit. Von den betroffenen Patienten sind zwei Drittel Frauen und ein Drittel Männer. Bei der Wetterfühligkeit, die gerade in den Herbsttagen wieder stark im Ansteigen begriffen ist, handelt es sich um eine besondere Empfindlichkeit gegenüber Veränderungen meteorologischer Einflüsse. Die Ursache ist eine herabgesetzte Reizschwelle des vegetativen Nervensystems gegenüber bioklimatischen Veränderungen. Die Symptome sind Millionen Menschen bekannt: Kopfschmerzen, Migräne, Übelkeit, Schwindelanfälle, Erbrechen, Leistungsabfall und Depressionen. Bis vor drei Jahren haben Wetterfühlige zumeist starke, schmerzstillende Medikamente eingenommen, sehr oft ohne Erfolg. Nun lassen neue wissenschaftliche Erkenntnisse aufhorchen. Die jüngste lautet: Naturrezepte bringen den optimalen Erfolg gegen Wetterfühligkeit.

Ein Pionier auf dem Gebiet ist zweifelsohne der österreichische Medizinmeteorologe Dr. Alois Machalek, Vorstandsmitglied der Internationalen Gesellschaft für Biometeorologie in Genf. Er begründete weltweit die ersten Therapiezentren gegen Wetterfühligkeit in Wien und in Harbach bei Zwettl. Zum ersten Mal konnten sich Wetterfühlige in einer Art Sanatorium gegen ihr Leiden behandeln lassen. Das Beispiel machte Schule. Angeregt von Österreich, entstand in Bratislava eine Wetterfühligkeitsambulanz. Seither beschäftigen sich deutsche und amerikanische Ärzte ebenfalls mit den Erfahrungen dieser Therapiezentren.

Und dabei stellte sich ganz eindeutig heraus: Nicht die bisher angewandten starken Medikamente mit oft beachtlichen Nebenwirkungen bringen den echten Erfolg gegen Wetterfühligkeit, sondern in erster Linie natürliche Arzneien und bewährte Hausmittel.

Aus den Erfahrungsberichten der Wetterfühligkeitskliniken in Österreich weiß man ganz konkret: Die schnellsten und besten Erfolge gegen Wetterfühligkeit erzielt man mit:

▶ heißen Fußbädern, mit Moorbädern, mit Vollkornkost, Kräutern als Tees und als Destillate, wobei Dr. Alois Machalek die größten Erfolge mit der Melisse hat. Es gibt bereits aus der Zeit Anfang des 19. Jahrhunderts von den französischen Ärzten Dr. Leclerc und Dr. Trousseau Hinweise darauf.

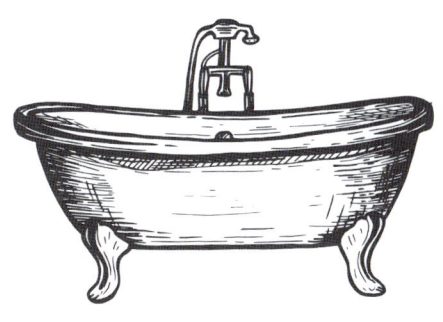

Im Rahmen einer Studie mit 225 Patienten, die auf Grund des Wetters an Migräne und vegetativer Dystonie litten, erzielte Dr. Alois Machalek eine Erfolgsquote von 87 Prozent. Und so kann sich jeder gerade jetzt im Herbst bei Wetterfühligkeit mit diesen gewonnenen Erfahrungen helfen:

> Essen Sie einen halben Salzhering. Er liefert dem Organismus Mineralstoffe, die beruhigen.

> Trinken Sie dreimal am Tag eine Tasse Weidenrindentee aus der Apotheke.

> Trinken Sie einmal am Tag eine Tasse Melissentee mit etwas Honig.

> Oder lassen Sie über Nacht einen Esslöffel Leinsamen in ¼ Liter Wasser stehen. Umrühren, den Leinsamen gut kauen und das Wasser trinken.

Kampf der chronischen Müdigkeit

Kennen Sie das Gefühl? Sie stehen morgens auf und sind bereits müde. Und diese Müdigkeit sitzt Ihnen den ganzen lieben Tag wie ein lästiger Klotz am Bein. Ruhepausen, Schlaf, Entspannungsübungen: Es nützt alles nichts. Gerade nach der Sommerzeit, wenn es in den Herbst hineingeht, leiden viele Menschen daran, und zwar in jeder Altersstufe.

Die Ärzte sprechen von der chronischen Müdigkeit. Der Fachausdruck für diese Befindlichkeitsstörung ist CSF, Chronic fatique syndrome. Diese Müdigkeit beeinflusst die allgemeine Stimmung, führt sehr oft zu depressiven Zuständen, blockiert das Denken und die Konzentration und vermindert verständlicherweise die Leistungsfähigkeit.

Vielfach wurde in den letzten Jahren vermutet, dass hinter dieser Müdigkeit ein Virus stecken könnte. Andere wieder glaubten an einen Vitaminmangel. Nun hat sich ein Ärzteteam am medizinischen Institut der Universität von Southampton in Großbritannien intensiv mit dem Problem auseinandergesetzt. In Patientenstudien ist man nun dem Rätsel „chronische Müdigkeit" auf die Spur gekommen.

All jene, die sich permanent müde fühlen und bei Untersuchungen keinerlei Krankheitserscheinungen zeigen, weisen fast immer einen enormen Mangel am Mineralstoff Magnesium auf. Das wird verständlich, wenn man sich bewusst ist: Magnesium schützt und stärkt nicht nur das Herz, den Kreislauf und die Nerven. Magnesium ist im menschlichen Organismus an über 300 Enzymreaktionen beteiligt. Dabei sorgt es für einen Großteil der Energie in den roten Blutkörperchen. Damit wird auch ein Zusammenhang zwischen Müdigkeit und Magnesiummangel erkennbar. Der Mineralstoff Magnesium wirkt zwar beruhigend auf den Organismus. Macht aber nicht müde.

Was können wir tun, um nicht auch von chronischer Müdigkeit geplagt zu werden? Ganz einfach:

Wir sollten die Magnesiumaufnahme aus der Nahrung nützen: Das bedeutet: nicht alles kochen, sondern viel Rohkost genießen. Magnesiumreiche Produkte essen: Vollkornprodukte, Nüsse, Sojaprodukte, Naturreis, Grünkohl.

Grippeimpfung: ja oder nein?

Noch sind wir im Herbst alle weit von einer Grippeepidemie entfernt. Doch jetzt ist die Zeit für die Grippeimpfung. Und mancher fragt sich: „Soll ich zum Impfen gehen oder nicht?" Bevor Sie sich entscheiden, sollten Sie das Für und Wider zur Grippeimpfung kennen.

Viele von uns verwechseln die Grippe mit einem grippalen Infekt, einer mehr oder weniger starken Erkältungskrankheit. Wer sich gegen Grippe impfen lässt, ist damit noch lange nicht gegen Schnupfen und Erkältungen geschützt. Bei der richtigen Grippe handelt es sich um eine intensive Viruserkrankung. Schon vor 2000 Jahren beschrieb der griechische Arzt Hippokrates erstmals die Symptome der Influenza. Aber erst im Jahr 1932 wurde das Grippevirus isoliert. Seither weiß man, dass es über Wasserteilchen der Atemluft übertragen wird.

Es gibt allerdings verschiedene Grippevirenstämme. Fast alle nehmen ihren Weg von China nach Europa zu uns. Das weiß man heute aus Untersuchungen der Weltgesundheitsorganisation – kurz WHO genannt. Es gibt zwei Virustypen, die allerdings sehr wandlungsfähig sind, sodass das menschliche Immunsystem das Virus nicht erkennt und daher nicht weiß, wie es bekämpft werden kann.

Daher werden mit der Impfung dem Körper abgetötete Viren zugeführt, die zur Bildung von Antikörpern führen. Jedes Jahr wird von der WHO ein neuer Grippeimpfstoff für die bevorstehende Saison in Auftrag gegeben. Die Viren werden in bebrüteten Hühnereiern gezüchtet. Dann wird daraus der Impfstoff erzeugt.

Für jede Saison gibt es nur eine begrenzte Menge an Grippeimpfstoff. Daher sollte man ganz nüchtern und ehrlich betonen:

> Es ist nicht der Sinn der Sache, dass nun alle zur Grippeimpfung laufen. Ein junger, gesunder Mensch wird dem Grippevirus genügend Abwehrkräfte entgegensetzen können.

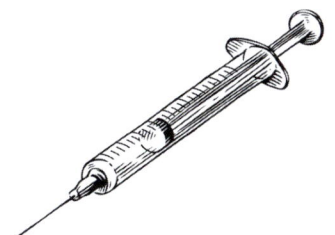

> Doch es gibt eine beachtliche Anzahl von Menschen, die ernsthaft gefährdet sind. Es sind in etwa 20 Prozent der Bevölkerung. Für sie kann die Grippe zur tödlichen Gefahr werden. Zu diesen Risikopatienten gehören Personen mit Herz-Kreislauf-Erkrankungen, mit chronischen Atemwegsleiden, Diabetiker, fast alle Personen über 60, vor allem, wenn sie mit vielen anderen in Alten- und Pflegeheimen leben, Personen, die krank waren und eine geschwächte Immunkraft besitzen.

Die Heilkräfte des Apfels

Sie kennen sicher das englische Sprichwort: One apple a day keeps the doctor away. Was zu deutsch in etwa heißt: Ein Apfel am Tag erspart den Arzt. Wenn unsere Urgroßmütter und Großmütter diesen Spruch verwendeten, wurden sie oft belächelt. Und nun hat die medizinische Wissenschaft exakt nachgewiesen: Die Heilkraft des Apfels ist unbestritten. Er enthält eine Reihe von Wirkstoffen, die für unsere Gesundheit sehr wertvoll sind.

Der amerikanische Arzt Prof. Dr. Ancel Keys aus Minneapolis hat in einer Studie nachgewiesen, dass ein Apfel vor dem Zubettgehen einen tiefen, festen Schlaf garantiert. Diese Wirkung beruht auf der gleichmäßigen Verteilung des Blutzuckers während der Nacht, eine Arbeit, die die Inhaltsstoffe des Apfels vollbringen. In diesem Zusammenhang ist interessant, dass der deutsche Arzt Dr. Christoph Hufeland bereits seinen Patienten Goethe, Schiller, Ludwig Uhland und Jean Paul einen sogenannten Einschlafapfel verordnete.

- Prof. Dr. Ancel Keys hat aber noch andere Heilkräfte des Apfels entdeckt. Er empfiehlt zwei saftige Äpfel pro Tag gegen Arterienverkalkung und Infarkt. Das Geheimnis: Der Apfelquellstoff Pektin senkt den zu hohen Cholesterinspiegel im Blut.

- Äpfel wirken aber auch gegen zu hohen Blutdruck. Sie schwemmen übermäßige Mengen an Kochsalz und Wasser aus dem Organismus. Dadurch entsteht die blutdrucksenkende Wirkung. Interessante Untersuchungen dazu gibt es von dem österreichischen Arzt Prof. Dr. Josef Jagic. Sein Rat: Jeden Morgen ein Apfel auf nüchternen Magen gegen Bluthochdruck.

- Der amerikanische Mediziner Dr. Jeffrey S. Hyams empfiehlt einen Apfel vor dem Mittagessen zur Förderung des Stuhlgangs und zur Bekämpfung der verbreiteten Verstopfung. Die Erklärung: Die Äpfel regulieren das Wachstum der gesunden Darmflora.

- Der Wiener Arzt Dr. Ewald Riegler rät: Wenn man die ersten Anzeichen einer Migräne spürt, kann man mit dem Genuss eines Apfels sehr oft den Anfall verhüten.

- Auch ein zünftiger Alkoholkater ist schnell vorbei, wenn man drei knackige Äpfel auf nüchternen Magen verzehrt. Das stoppt den Kater samt Kopfschmerzen sehr oft binnen einer Stunde.

Obst und Gemüse gegen Verkalkung

Die internationale Ernährungswissenschaft scheint dem uralten Traum der Menschheit nach einem Jungbrunnen, nach ewiger Jugend, ein wenig näher gekommen zu sein. Vier amerikanische Studien – voneinander getrennt durchgeführt – haben nunmehr etwas ergeben: Wenn bei einem Menschen im fortgeschrittenen Alter bereits Gefäßverengungen durch Arteriosklerose – im Volksmund Verkalkung – festgestellt werden, dann können diese in gewisser Weise auch wieder zurückgebildet werden. Die überraschende Erklärung: Streng vegetarische Kost mit Obst und Gemüse macht die Gefäße – zumindest teilweise – wieder frei.

Wir sollten daher jetzt im Herbst das reiche Angebot an erntefrischen Naturprodukten für so eine „Therapie" nützen. Eine der amerikanischen Studien – die sogenannte CLAS-Studie – wurde an 162 Männern mit Bypass durchgeführt. Die Gruppe von Probanden, die zwei Jahre lang konsequent mit frischem Obst und rohem Gemüse oder mit schonend zubereitetem Gemüse und ganz ohne Fleisch versorgt wurde, zeigte eine deutliche Verbesserung der Adernverkalkung. Die Messungen an den Hauptschlagadern zeigten, dass die Gefäße wie durchgeputzt waren. Dieser Rückzug der Arteriosklerose zeigte sich bei 82 Prozent der Patienten.

Bei bestimmten Obst- und Gemüsesorten war im speziellem Maße ein verjüngender Effekt zu beobachten: bei Zwiebel, Knoblauch, Schwarzwurzel, Pellkartoffel, Möhre, Sellerie, Spinat, Borretsch, Apfel und Birne. Grundsätzlich aber – so betonen amerikanische Ernährungsexperten – bremst jedes Obst und Gemüse die Verkalkung. Wer also lange geistig und körperlich jung bleiben möchte, der sollte zur herbstlichen Erntezeit kräftig zulangen. Dabei ist es sinnvoll, vorübergehend zwei, drei Wochen den Fleischkonsum zu reduzieren oder ganz darauf zu verzichten.

In einer weiteren Studie konnte Prof. Dr. Anthony J. Verlangieri an der Universität von Mississippi, USA, nachweisen, dass sich Arteriosklerose vor allem mit Naturprodukten bremsen und zurückbilden lässt, die reich an Vitamin E sind: sämtliche Blattgemüse und Vollkornarten, ganz besonders die Weizenkeime.

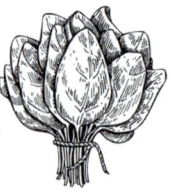

Gut zu Fuß in den Herbst

Über die Hälfte aller Erwachsenen und fast zwei Drittel der Kinder haben Fußbeschwerden. Die Ursache liegt auf der Hand: Sehr oft wird abgetragenes oder zu enges Schuhwerk unseren Füßen zugemutet. Die Hauptursache aber ist und bleibt der Bewegungsmangel. Die meisten von uns gehen pro Tag sehr wenig. Die Folge: Unsere Füße kommen aus der Übung, vergessen ihre eigentliche Aufgabe.

Da im Winter unsere Gehwerkzeuge noch weniger strapaziert werden, sollten wir im Herbst intensiven Fußservice betreiben. Dazu gehören einige wesentliche Maßnahmen:

➤ Tragen Sie ausschließlich bequemes Schuhwerk, das Ihnen keine Schmerzen verursacht.

➤ Wenn Sie Schmerzen an den Füßen haben, dann sollten Sie sie vom Orthopäden untersuchen lassen, ob Sie vielleicht Schuheinlagen benötigen. Sie sollten diese Einlagen dann auch wirklich verwenden.

- Wenn Sie nach Hause kommen, dann ziehen Sie sofort die Schuhe aus und laufen Sie so oft wie möglich barfuß in der Wohnung umher. Besonders gesund ist es, im Gras zu laufen. Danach lagern Sie die Beine hoch.

- Fahren Sie nicht jeden Schritt mit dem Auto oder mit einem öffentlichen Verkehrsmittel. Gehen Sie täglich eine größere Strecke zu Fuß. Verzichten Sie auch auf den Lift. Treppensteigen ist gesund.

- Nützen Sie schönes Herbstwetter am Wochenende für eine Wanderung in der freien Natur.

- Verwöhnen Sie Ihre Füße so oft wie nur möglich mit einem Fußbad. Ideal: ein Eimer mit heißem Wasser, dazu eine Handvoll Kochsalz. Auch ein Heublumenzusatz ist sinnvoll. Danach gut abtrocknen, Wollsocken anziehen und in der Wohnung umherlaufen.

- Setzen Sie sich so oft wie nur möglich entspannt hin und massieren Sie Ihre Füße mit Franzbranntweingel.

- Einmal in der Woche sollten Sie wassertreten: Lassen Sie in die Badewanne oder Duschwanne 20 Zentimeter hoch kaltes Wasser ein. Darin gehen Sie zwei bis drei Minuten im Storchenschritt umher.

- Bei geschwollenen, schmerzenden Füßen mit brennenden Fußsohlen verwenden Sie zum Einmassieren Hirschtalgsalbe (Apotheke). Oder Sie raffeln eine Salatgurke, füllen den Brei in Socken und tragen diese dann die Nacht über. Das aktiviert die Durchblutung der Füße.

Die heimliche Schlankheitskur

Viele wollen im Herbst überschüssige Pfunde abbauen. Sie nehmen sich fest vor, eine Diät zu machen. Doch dann schaffen sie es doch nicht. Die einen bringen einfach nicht die Zeit für spezielle Schlankmacherrezepte auf. Andere wieder verlieren nach kürzester Zeit die Lust und Durchhaltekraft. Oder der Partner verführt zu köstlichem Essen und die guten Vorsätze sind dahin.

Amerikanische Ärzte in San Diego haben im Rahmen eines Forschungsprogramms herausgefunden, wie man sich selbst beim Abnehmen überlisten und beschwindeln kann. Die Lösung von Prof. Dr. Charles Doornfield: die heimliche Schlankheitskur. Und so funktioniert sie:

► Planen Sie keine Diät mit lästigen Kalorienberechnungen. Tun Sie so, als wollten Sie gar nicht abspecken.

► Gestalten Sie den Frühstückstisch zu einem exotischen Fest. Essen Sie zum Kaffee oder Tee ausschließlich frische, duftende Früchte. Zum Abspecken besonders geeignet: Ananas, Kiwis, Mangos, Melonen, Paprika, Gurken, Radieschen, Äpfel. Essen Sie sich satt.

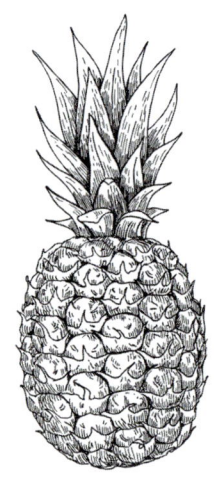

► Für den kleinen Hunger zwischendurch sollten Sie immer Obst parat haben: in der Tasche, am Arbeitsplatz, im Handschuhfach des Autos. Und zwar einen Apfel, eine Orange, eine Birne.

➤ Machen Sie viermal am Tag eine Trinkpause, damit der Organismus nicht austrocknet. Trinken Sie jeweils ¼ Liter Mineralwasser, eventuell mit Zitronensaft.

➤ Essen Sie Ihr Abendbrot vor 20 Uhr. Danach höchstens einen Apfel.

➤ Zu Hause sollten Sie viel Gemüse, wenig oder gar keine Beilagen, sehr wenig Fleisch essen. Servieren Sie kleine Portionen auf kleinen Tellern. Das sieht nach mehr aus.

➤ Nehmen Sie sich vor, zweimal die Woche abends nicht vor dem Fernsehgerät zu sitzen. Gehen Sie früher schlafen. Das spart Knabbereien und Süßigkeiten, die Sie sonst naschen würden.

➤ Oder tauschen Sie das Fernsehen mit einen abendlichen Spaziergang. Freizeitbewegung lenkt vom Essen ab. Außerdem wird dabei Fett in Muskelmasse umgewandelt.

➤ Probieren Sie alte Klamotten von sich aus einer Zeit, als Sie schlanker waren. Das motiviert zum Wenigeressen.

Hausrezepte gegen die Gastritis

Wenn im Herbst die Temperaturen zwischen Tag und Nacht sehr extrem werden, dann beginnt für all jene eine unangenehme Zeit, die an einer Magenschleimhautentzündung – auch Gastritis genannt – leiden. Jetzt kommt das Leiden bei den meisten ganz plötzlich wieder zum Vorschein und bereitet viele Schmerzen und Qualen. Es ist daher wichtig, dass alle Betroffenen sich sehr genau beobachten und bei den ersten Anzeichen etwas gegen die Gastritis unternehmen.

Hier die wirkungsvollsten Rezepte, die sehr oft auch von Ärzten empfohlen werden, weil sie dem Patienten die Einnahme von starken Medikamenten mit Nebenwirkungen ersparen:

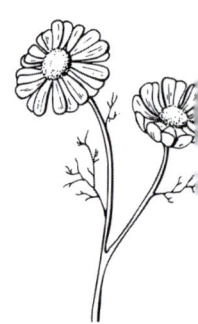

- Machen Sie eine Rollkur mit Kamillentee. Ein Esslöffel Kamille wird mit ¼ Liter kochendem Wasser übergossen, zehn Minuten ziehen lassen. Dann ungesüßt und in langsamen Schlucken die ganze Tasse trinken. Danach hinlegen und jeweils drei Minuten auf dem Rücken, auf der linken Seite, auf dem Bauch und schließlich auf der rechten Seite liegen bleiben. Auf diese Weise kann der Kamillentee auf die gesamte Magenschleimhaut lindernd und heilend einwirken.

- Verzichten Sie rigoros auf Alkohol, Nikotin und starken Bohnenkaffee, zumindest einige Zeit.

- Essen Sie einige Zeit Vollkornhaferbrei, Naturreisbrei, Haferschleimsuppe oder Leinsamenschleim.

- Baden Sie zweimal die Woche in heißem Wasser mit Fichtennadelzusatz. Das beruhigt den Magen.

- Trinken Sie im Rahmen einer Kur dreimal täglich eine Tasse ungesüßten Mariendisteltee aus der Apotheke. Auch mit Käsepappeltee oder Tausendguldenkrauttee kann man interessante Erfolge erzielen.

- Eine ganz besonders interessante Therapie stellt den milchsauer vergorenen Kartoffelsaft (Drogerie, Reformhaus) in den Mittelpunkt. Man trinkt über einen längeren Zeitraum 15 Minuten vor jeder Hauptmahlzeit ein Schnapsgläschen von dem Kartoffelsaft. Schon vor Jahren ergaben Patientenstudien von Prof. Dr. Magerl an der Universität Heidelberg, dass sich mit Kartoffelsaftkuren im Laufe von mehreren Wochen Gastritis, aber auch Magengeschwüre erfolgreich bekämpfen lassen. Prof. Dr. Magerl entdeckte die Heilkraft des Kartoffelsaftes im Zweiten Weltkrieg. Er beobachtete, dass Kriegsgefangene und Wehrmachtsoldaten, die aus Hunger rohe Kartoffeln von den Feldern gegessen hatten, nicht über Magenprobleme klagten.

Hausrezepte gegen den ersten Schnupfen

Im Herbst wird die Gefahr immer größer, dass viele von uns mit dem ersten Schnupfen der Saison Bekanntschaft machen. Es ist zweifelsohne unangenehm, mit einer verstopften und rinnenden Nase herumzulaufen. Es ist lästig, wenn man sich hustend und niesend durch den Alltag kämpfen muss. Aber man muss das auch von der positiven Seite sehen: Ein Schnupfen hat seine guten Seiten. Wir bauen damit in unserem Organismus natürliche Abwehrkräfte auf und sind dann im Winter gegen größere Erkältungskrankheiten besser geschützt.

Es hat auch in vielen Fällen, wenn man keine chronischen Leiden hat, wenig Sinn, mit dem Schnupfen zum Arzt zu gehen. Vielleicht kennen Sie den boshaften Ausspruch: Ein Schnupfen dauert ohne Arzt eine Woche. Mit Arzt sieben Tage. Wichtig ist, dass jeder von uns praktische Hausrezepte kennt, mit denen er seinen ersten Schnupfen so rasch wie möglich in den Griff bekommt. Hier ein paar bewährte Rezepte:

▶ Trinken Sie einige Tage lang einmal am Tag eine Tasse heißen Kräutertee, in dem Sie eine Multivitamin-Brausetablette ohne Zucker aus der Apotheke auflösen. Man nennt das im Volksmund einen Schnupfencocktail.

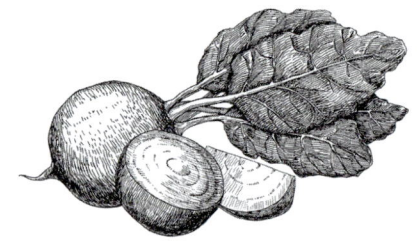

▶ Trinken Sie zweimal am Tag einige Zeit ¼ Liter Rote-Rüben-Saft. Der Farbstoff Betanin hat antibakterielle Wirkung und macht die Krankheitserreger inaktiv.

▶ Trinken Sie abends vor den Zubettgehen eine Tasse Lindenblütentee mit zwei Teelöffeln Honig.

▶ Verwenden Sie ausschließlich Papiertaschentücher zum Säubern der Nase und entsorgen Sie diese nach einmaligen Gebrauch.

▶ Nehmen Sie zweimal am Tag ein heißes Fußbad. Rühren Sie in einen Eimer Wasser ¼ Kilo Kochsalz oder ¼ Liter Apfelessig.

▶ Wenn die Nase rinnt, massieren Sie sie mit Propolissalbe aus dem Bienenstock (Apotheke).

▶ Ist die Nase verstopft, dann hacken Sie eine Zwiebel, geben Sie die Stücke in zwei Liter kochendes Wasser und atmen Sie den aufsteigenden Dampf ein.

Inhalieren unterm Regenschirm

Der Herbst bringt uns wieder kalte Nächte, Nebel und Regen. Unsere Atemwege werden wieder verstärkt attackiert. Dabei finden sie in den letzten Jahren auch in der schönen Jahreszeit auf Grund der zunehmenden Luftverschmutzung und des bodennahen Ozons wenig Erholung. Die ideale Therapie heißt: regelmäßig inhalieren. Sanfte Dämpfe geben den Bronchien neue Kraft und machen sie widerstandsfähig. Das Angenehme und Praktische: Man kann diese Therapie selbst zu Hause durchführen.

Es gibt heutzutage aufwändige Inhalationsgeräte. Wer sie kauft, wird mit dem Umgang ohnehin vertraut gemacht. Wir wollen uns mit der einfachen, uralten Dampfinhalation auseinandersetzen. Denn: Jeder kennt zwar diese Behandlungsmethode. Viele führen sie durch. Doch nur wenige machen es richtig. Das muss man berücksichtigen, wenn man den Atemwegen eine Inhalation gönnt:

▶ Sie dürfen in der kühlen und kalten Jahreszeit nach einer Inhalation zwei bis drei Stunden nicht ins Freie gehen. Sonst erkälten Sie sich. Ideal: eine Inhalation abends vor dem Zubettgehen. Die anschließende Bettwärme tut den Bronchien besonders gut.

▶ Inhalieren Sie niemals zu heiße Dämpfe. Es ist nicht gut, wenn man den Topf mit der kochenden Flüssigkeit auf der Herdplatte stehen lässt und dabei inhaliert. Die Dämpfe können die Atemwege reizen. Richtig: Man wartet, bis die Flüssigkeit wallend kocht. Dann zieht man das Gefäß von der Herdplatte weg, wartet drei Minuten und inhaliert dann.

- Sie sollten nicht schnell, mal zwischendurch eine Inhalation durchführen. Es hat nur Sinn, sich dafür geruhsam Zeit zu nehmen. Die Dämpfe müssen bewusst und entspannt eingeatmet werden. Am besten setzen Sie sich dazu bequem hin.

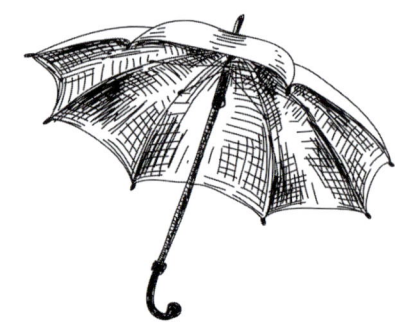

- Viele begehen den Fehler und breiten eine Decke über Kopf und Gefäß. Die große Hitze, die dabei entsteht, kann zu einer Gehirnhautreizung oder Gehirnhautentzündung führen. Am besten, Sie spannen einen Regenschirm auf und halten ihn dicht über den Kopf. Dann können die Dämpfe nicht zu schnell entweichen und Sie selbst haben genügend Umluft.

- Die besten Kräuterwirkstoffe fürs Inhalieren kommen aus dem Eukalyptus. Da diese Pflanze allerdings auch Reizstoffe enthält, ist es wichtig, dass man den gesäuberten, isolierten Eukalyptushauptwirkstoff Cineol einsetzt. Man gibt fünf Tropfen in ein Gefäß, gießt ¼ bis ½ Liter kochendes Wasser auf und inhaliert zehn Minuten lang.

Traubensaft als Energiespender

Schon in der Antike wurde die Heilkraft des Weintraubensaftes von Dioscurides und Paulos von Aigina gepriesen. Heute gilt er in erster Linie als Energiespender für Jung und Alt. Dazu machen ihn die zahlreichen lebenswichtigen Inhaltsstoffe: Vitamin A, C, B_1 und B_2, der natürliche Traubenzucker, der Mineralstoff Kalium sowie eine Reihe von Spurenelementen und wertvollen Enzymen.

Der Schweizer Ernährungswissenschaftler Prof. Dr. Gonzenbach hat einmal geschrieben: „Wer den Saft der Traube regelmäßig trinkt, der stärkt die Nerven, das Blut und die Muskeln!" Zusätzlich ist erwiesen, dass der Traubensaft auf den menschlichen Organismus entsäuernd wirkt. Wenn nämlich das weinsaure und apfelsaure Kalium der Traube im Körper verbrannt wird, verbindet sich das körpereigen gewordene Kalium, das dabei entsteht, mit vorhandenen überschüssigen Säuren, vor allem mit Harnsäure. Dadurch wieder wird diese löslich und kann über die Harnwege ausgeschieden werden. Damit wird Traubensaft zu einem idealen Gegengewicht zu unserer übersäuerten fleischreichen Kost. Ideal dabei ist, dass er praktisch kein Eiweiß und kein Fett enthält.

▶ Eine Kur mit Traubensaft – 14 Tage lang täglich einmal anstelle einer Mahlzeit ¼ bis ½ Liter Traubensaft – stärkt den gesamten Organismus, entschlackt, bekämpft Verstopfung, wirkt sich positiv auf Gicht, Ischias, Rheuma und Gallensteinleiden aus und regt die Leberzellen an. Dadurch kann das zentrale Labor unseres Körpers besser arbeiten, was wieder dem Kreislauf, dem Stoffwechsel, der Haut und der allgemeinen Spannkraft förderlich ist. Der rote und blaue Traubensaft enthält zusätzlich den antibakteriellen Farbstoff Oenin, der Darminfektionen vorbeugen kann.

Bei schwächlichen Kindern oder Senioren, bei stillenden Müttern und genesenden Patienten ist es oft sinnvoll, in Absprache mit dem Arzt oder mit der Ärztin eine Traubensaftkur durchzuführen.

Propolis – das Herbstelixier

Die Bienenstöcke liegen längst im Winterschlaf. Das große Bienenvolk des Sommers lebt zum Teil nicht mehr. Nur mehr eine auserwählte Crew rund um die Königin lebt weiter. Die letzte große Leistung der Bienen: Nachdem sie im Herbst mangels an Blüten keinen Nektar für Honig finden konnten, sammelten sie aus der Rinde ganz bestimmter Bäume Harze. Diese haben sie dann mit ihren körpereigenen Sekreten zum bekannten Bienenkittharz, auch Propolis genannt, verarbeitet.

Der Name Propolis kommt aus dem Griechischen und bedeutet: vor der Stadt. In der Antike bereits erkannte man, dass es sich bei Propolis um eine Naturarznei handelt, mit welcher die Bienen ihren Stock austapezieren, um Seuchen und Krankheiten „vor der Bienenstadt" zu lassen. Für uns Menschen ist Propolis aus dem Bienenstock ein wertvolles Elixier für den Herbst:

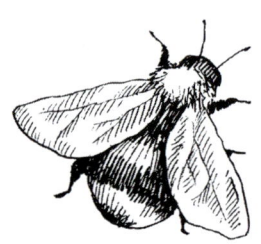

▶   Propolis enthält die Vitamine E, H, P und jene der Gruppe B.

▶   Sehr stark ist darin der Mineralstoff Kalzium vertreten. An Spurenelementen findet man darin Eisen, Silicium, Mangan, Zink und Kupfer.

▶   Propolis enthält heilende Säuren und Substanzen aus Harzen, Pollen und ätherischen Ölen.

Das Wesentliche aber, das lange Zeit unbewiesen war und jetzt exakt bewiesen ist: Propolis hat nicht nur eine natürliche antibiotische Wirkung. Mehr noch: Im Laborversuch konnte beobachtet werden, dass Propolis den chemotherapeutischen Antibiotika in manchem sogar überlegen ist. Während man mit Antibiotika keinen Viren beikommen und den Körper für Pilze anfällig machen kann, greift Propolis Bakterien, Bazillen, aber auch Viren und Pilze an. Und so lässt sich Propolis gerade in dieser Jahreszeit nutzbringend einsetzen:

▶ Reiben Sie schmerzende Gelenkstellen mehrmals am Tag – vor allem aber abends vor dem Zubettgehen – mit Propolissalbe (Apotheke) ein. Propolis bekämpft Schmerzen und Entzündungen.

▶ Bei Halsschmerzen, Heiserkeit und Bläschen im Mund: 20 Tropfen Propolistinktur (Apotheke) in etwas lauwarmes Wasser geben, gurgeln und etwas davon trinken.

▶ Allerdings kann Propolis bei manchen Menschen Kontaktallergien auslösen. Schwangere und Stillende sollen kein Propolis verwenden.

Fröhliche Nahrung für trostlose Tage

Sie werden das selbst schon an sich bemerkt haben: Es schlägt sich enorm aufs Gemüt und auf unsere Laune, wenn die Tage allzu kurz werden, wenn mitunter morgens bis abends keine Sonne scheint, wenn rund um uns alles in dicken, kalten Nebel eingehüllt ist. Die erfreulichsten Dinge verlieren an solchen Tagen an Attraktivität. Es gibt Mitmenschen, die verfallen in dieser trostlosen Zeit in depressive Stimmung und haben meist gar keinen Grund dafür.

Man kann die trostlose Wettersituation in dieser Jahreszeit nicht ändern. Aber man kann dennoch etwas tun. Wir sollten fröhlich machende Nahrung zu uns nehmen. Vielleicht klingt es seltsam und ungewöhnlich, aber es ist so. Es gibt Essen und Getränke, womit wir an tristen Herbsttagen unsere Laune bessern, die Stimmung anheben und die depressiven Stimmungen verscheuchen können.

▶ Greifen Sie jetzt recht oft zu einer goldgel-
ben, reifen Banane. Sie enthält die natürlichen Hormone Serotonin und Norepin-
ephrin sowie viele Vitamine, Mineralstoffe
und Spurenelemente, die positiv auf Nerven
und Gemüt wirken. Der regelmäßige Genuss der Banane gibt Jung und Alt mehr
Lebensmut und bessere Laune.

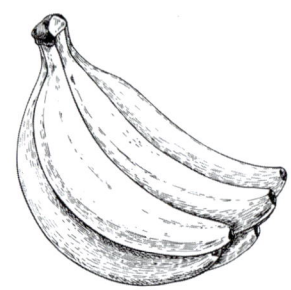

▶ Essen Sie regelmäßig Pellkartoffeln, nur mit etwas Kräutersalz und wenig Butter oder Quark. Kartoffeln machen optimistisch, weil sie etwaigen Druck vom Herzen nehmen und Giftstoffe aus dem Organismus ableiten.

▶ Naschen Sie einmal am Tag einen Esslöffel Bienenhonig und lassen Sie diesen langsam auf der Zunge zergehen. Das stimmt harmonisch und bekämpft Nervosität.

▶ Kaufen Sie sich Backwerk mit Anis. Anis macht fröhlich und vertreibt negative Gedanken.

▶ Trinken Sie Fencheltee. Einen Teelöffel Fenchelkörner mit einer Tasse kochendem Wasser übergießen, zehn Minuten ziehen lassen, durchseihen.

▶ Kauen Sie Rosinen und Datteln.

➤ Schlechte Stimmung lässt sich auch durch den regelmäßigen Genuss von Naturreis und Hirse vertreiben. In beiden Produkten sind reichlich Magnesium und das Nervenvitamin B_1 enthalten, ideale Voraussetzungen für bessere Laune und positives Denken.

➤ Die Natur hält somit einige Köstlichkeiten für uns bereit, die es uns ermöglichen, besser gelaunt durch den tristen Herbst zu gehen.

Der Computer darf nicht krank machen

Eine Statistik Deutscher Augenärzte zeigt: Wenn die Tage kürzer werden, wenn es draußen kalt ist, dann verbringen Erwachsene und Kinder in vielen Familien nicht nur mehr Zeit vor dem Fernsehapparat. Man amüsiert sich auch verstärkt an Computerspielen. Nun kommt dazu aber noch die Tatsache, dass die Kinder in der Schule und viele Erwachsene am Arbeitsplatz heute ebenfalls an einem Computer arbeiten. Das bleibt für die strapazierten Augen nicht ohne Folgen. Vielen von uns droht gerade im Herbst und Winter die „Computerkrankheit". Und das sind die typischen Symptome dafür:

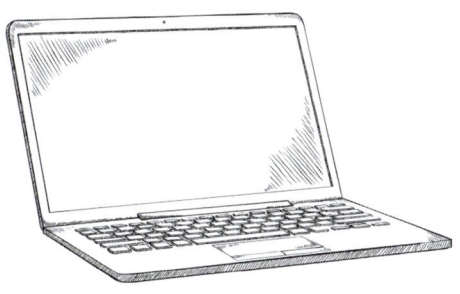

➤ Es kommt zu Augenflimmern und Augenschmerzen. Das erste Anzeichen sind mehr oder minder gerötete Augen.

➤ Parallel dazu treten häufig Kopfschmerzen und Schläfenschmerzen auf.

- Lange Arbeit am Computer strapaziert die Konzentration. Es kann unmittelbar danach zu einer deutlichen Verminderung der geistigen Aufnahmebereitschaft und zu einer Beeinträchtigung der Fahrtüchtigkeit im Straßenverkehr kommen.

- Auch die Wirbelsäule ist in Gefahr, weil sie durch zu langes Sitzen in immer derselben Stellung einseitig belastet wird.

- Computerarbeit geht obendrein stark an die Nerven.

Wenn Sie daher am Arbeitsplatz intensiv mit einem Computer zu tun haben und sich vielleicht auch in Ihrer Freizeit viel mit so einem Gerät befassen, dann sollten Sie ganz bestimmte Dinge beachten, damit Sie Ihre Gesundheit schützen können:

- Der Bildschirm des Gerätes darf nicht parallel zum Fenster stehen, sondern im rechten Winkel. Das ist wichtig für den Lichteinfall.

- Die Oberkante des Bildschirms muss immer unter der Augenhöhe liegen.

- Der Abstand zwischen Augen und Bildschirm muss mindestens 50 Zentimeter betragen.

- Nach einer Stunde vor dem Computer muss eine Pause eingelegt werden. Vier Stunden tägliche Arbeit am Gerät sind vertretbar. Dann aber brauchen die Augen Ruhe.

- Lassen Sie als Ausgleich in Ihrer Freizeit die Augen in natürliches Grün schauen.

- Nehmen Sie über die Nahrung Vitamin A auf, weil Ihre Augen einen vermehrten Bedarf haben: Knabbern Sie täglich drei Möhren.

- Essen Sie regelmäßig Naturreis und Vollkornmüsli. Damit tanken Sie den Mineralstoff Magnesium, gut für die Nerven.

- Nach der Arbeit am Computer sollten Sie nicht gleich zum Fernsehen übergehen. Machen Sie einfache Gymnastik- und Streckübungen, damit die Wirbelsäule entspannt wird.

Musik als Medizin

Draußen ist es die meiste Zeit schon sehr ungemütlich. Die fehlende Sonne und mangelndes Tageslicht drücken bei vielen Menschen ungeheuer aufs Gemüt. Jetzt brauchen wir eine Arznei, die Körper und Seele positiv beeinflusst. Und an der Universität hat man herausgefunden, welche außergewöhnliche Medizin sich da hervorragend eignet: Es ist Musik.

Schon in der Antike schrieb man der Musik magische Kräfte zu, weil sie nachweislich Stimmungen im Menschen verbessern kann. Im 9. Jahrhundert setzten bereits arabische Ärzte Musik als Therapie gegen eine Reihe von Krankheiten ein. Ja, man war damals überzeugt, dass das Anhören von bestimmten Melodien das Leben verlängern kann.

Einer der ersten, der gemeinsam mit Ärzten und Musiktherapeuten wissenschaftliche Untersuchungen über die medizinische Wirkung von Musik anstellte, war der Dirigent Herbert von Karajan. Er wies nach: Sanft fließende Melodien und ruhige Bewegungen der Musik lösen sogenannte parasympathische – positive – Mechanismen in unserem vegetativen Nervensystem aus.

Man weiß aus Studien der Weltgesundheitsorganisation (WHO), was beim Einfluss von Musik im Organismus vorgeht: Ganz bestimmte Polypeptide verursachen eine Beruhigung von Gehirnzentren oder sie wirken erregend auf ein Aktivierungszentrum im Hirnstamm, je nachdem, um welche Melodien es sich handelt. Und so wird heute bereits gezielt Musik in der Medizin eingesetzt:

▶ Mit Schubert-Liedern kann man Liebeskummer und privaten Stress bekämpfen.

▶ Musik von Johann Sebastian Bach – vor allem seine Toccata – kann schwache Nerven stärken.

▶ Der Bolero von Ravel vermag depressive Zustände zu lindern oder zu heilen.

▶ Konzentrationsstörungen lassen sich durch Evergreens und Oldies bessern.

▶ Sanfte Barmusik vom Klavier beeinflusst die Magenschleimhäute positiv.

▶ Charleston vertreibt schlechte Laune, hilft bei Wechseljahresproblemen.

▶ Mozart-Musik macht Zahnschmerzen und Schmerzen bei der Zahnbehandlung, vor allem beim Bohren, erträglicher.

Eines muss betont werden: Musik kann niemals den Arzt ersetzen. Sie kann allerdings in der Hand eines erfahrenen Mediziners eine ideale, hilfreiche Unterstützung bei der Behandlung von Beschwerden sein.

Zärtlichkeiten als Lebensretter

Unfälle im Straßenverkehr steigen jeden Herbst dramatisch an. Mehrere Faktoren spielen dabei eine bedeutende Rolle: die schlechten, ständig wechselnden Wetterverhältnisse, die verstärkte Nervosität der Menschen am Steuer, das frühe Dunkelwerden auf den Straßen, das Nachlassen der Konzentrationsfähigkeit durch kalte Außentemperaturen und meist zu hohe Temperaturen im Auto selbst.

Ganz abgesehen von den gesundheitlichen Gefahren, die jeder Verkehrsunfall in sich birgt: Die Nervosität, die Aggressionen, der Frust am Steuer, das alles schafft nicht nur seelische Belastungen, sondern leitet auch körperliche Beschwerden ein und kann mit der Zeit zu ernsthaften Erkrankungen führen. Daher sollten wir uns nicht damit abfinden, dass es in der kalten Jahreszeit auf den Straßen rauer, gefährlicher und nervenaufreibender zugeht. Wir sollten – jeder für sich selbst – etwas dagegen tun:

► Die österreichische Verkehrsexpertin Mag. Angelika Brückner, Mitarbeiterin einer großen Autofahrerorganisation, hat einen Supervorschlag: Jeder sollte am Morgen vor dem großen Stau nicht in sein Fahrzeug einsteigen, ohne mit seinem Partner einen innigen, zärtlichen oder leidenschaftlichen Kuss getauscht zu haben. Das schafft eine optimale Hormonsituation und unterbindet Aggression. Autofahren ist dann eine viel geringere Nervenbelastung.

► Beim Ärger unterwegs sollten Sie nicht die Faust zeigen, nicht ordinäre Schimpfworte von sich geben oder gar handgreiflich werden. Nützen Sie die Kraft des Atems. Es gibt eine Atemübung, die die Nerven stärkt und Aggressionen abbaut: Atmen Sie tief durch die Nase ein und strecken Sie dabei den Bauch heraus. Dann den Bauch einziehen und die Luft durch die geschlossenen Lippen herauspressen. Psychologen und Atemmediziner nennen diese entspannende Übung die Lippenbremse.

▶ Versorgen Sie sich am Steuer Ihres Wagens mit Naturprodukten, die Ihnen das nachgewiesene Antistressmineral Magnesium liefern: Kauen Sie Sonnenblumenkerne, Haselnüsse, Mandeln. Essen Sie Naturreis, Müsli und möglichst regelmäßig Vollkornprodukte. Im Handschuhfach sollten Sie immer Magnesium (Apotheke) parat haben.

▶ Rauchen Sie nicht im Wagen. Kauen Sie Trockenfrüchte wie Datteln, Feigen, Pflaumen, Rosinen.

Licht als Herbstmedizin

Wenn es im Spätherbst bereits am Nachmittag draußen dunkel wird, wenn wir zu Hause und am Arbeitsplatz mitunter den ganzen Tag eine künstliche Lichtquelle benötigen, dann leiden viele von uns an depressiven Zuständen, an Ängsten und Beklemmungen. Die Leistungen lassen nach. Man ist unendlich müde und wenn man geschlafen hat, dann fühlt man sich nicht erholt, sondern wie gerädert.

Erfahrene Mediziner und Psychologen sprechen von Herbstdepressionen, die bei vielen Menschen alle Jahre wieder auftauchen und mitunter bis zum Frühjahr andauern. Ganz besonders leiden Frauen darunter. Ihr Hormonhaushalt ist besonders auf natürliches Licht ausgerichtet.

Zu der seelischen Belastung kommt noch bei 80 Prozent der Betroffenen eine unstillbare Sucht nach Kohlenhydraten, vor allem nach Süßigkeiten wie Bonbons und Schokolade. Das wiederum führt zu einer Gewichtszunahme, die in der Folge wieder – wie in einem Teufelskreis – die Depressionen und die schlechte Laune verstärkt. Zusätzlich verliert fast jeder, der an Depressionen leidet, die Lust am Sex. Was also kann jeder von uns tun, damit er erfolgreich gegen die Belastungen des düsteren Herbstes ankämpft?

▶ Tanken Sie regelmäßig natürliches Licht, vor allem dann, wenn Sie tagsüber einen Arbeitsplatz mit ausschließlich künstlichem Licht haben. Gehen Sie in der Mittagspause ins Freie, setzen Sie sich in einen Park, wenden Sie etwaigen letzten Sonnenstrahlen das Gesicht zu. Öffnen Sie dabei den Mund und zeigen Sie der Sonne Ihre Zähne. Sonnenlicht und überhaupt natürliches Tageslicht wird von den Zähnen und den geschlossenen Augen durch die Lider besonders intensiv aufgenommen und dann in den Körper weitergeleitet. Achten Sie darauf, dass Sie im Herbst täglich mindestens zehn bis 17 Minuten dem Tages- oder Sonnenlicht ausgesetzt sind. Das hat eine Untersuchung an der Universität Wien ergeben.

▶ Hilfreich gegen die Herbstdepressionen kann auch jeden zweiten Tag eine Kurzbestrahlung mit einer Höhensonne sein.

▶ Sprechen Sie mit Ihrem Arzt oder mit der Ärztin, ob Sie in ein Ambulatorium zur Bestrahlung mit einer Vollspektrumlampe überwiesen werden können. Vielleicht gibt es sogar so eine Lampe in der Arztpraxis.

▶ Da unser Körper nur dann das lebenswichtige Vitamin D für unsere Knochen erzeugen kann, wenn Naturlicht auf unsere

Haut trifft, sollten wir in der düsteren Zeit Naturprodukte in den Speiseplan einbauen, die uns direkt das Vitamin D liefern und somit die Sonne „ersetzen": Meeresfisch und Champignons. Man sagt im Volksmund: 20 Gramm Champignons ersetzen zwei Tage Sonnenschein.

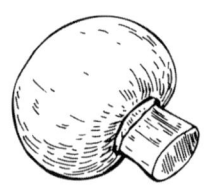

FIT IN DEN WINTER

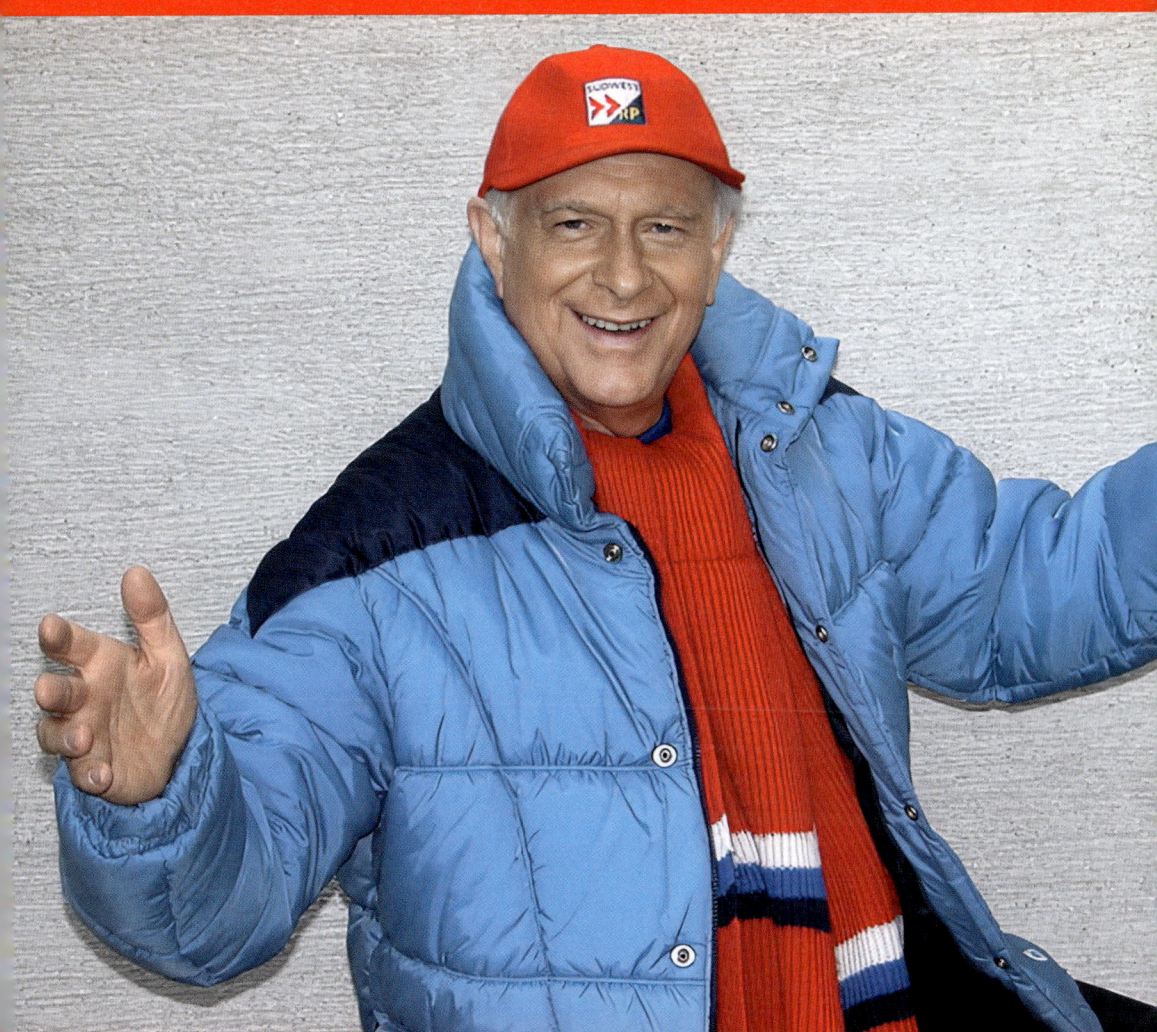

Wenn Rodel, Skier und Eislaufschuhe
Hochsaison haben, dann ist Winter

Die heilende Hitze der Sauna

Wenn es draußen ungemütlich und kalt ist, dann sehnen sich viele von uns nach Wärme, nach einer warmen Stube. Und eine ganz besondere Form der warmen Stube ist die Sauna. Der Brauch des Saunierens kommt aus Finnland. Längst aber hat die Sauna ganz Europa erobert. Viele sehen allerdings im Saunieren ein angenehmes gesellschaftliches Ereignis, einen Freizeitspaß. Die Sauna aber ist mehr: Die Saunahitze hat heilende Kräfte und kann für unsere Gesundheit von großer Bedeutung sein.

Vorerst ist wichtig zu wissen: Was geschieht denn eigentlich im Organismus, wenn man sich in der Sauna befindet? Der Wärmereiz, der durch die Wärmestrahlung vom heißen Ofen, von den Steinen und von den Holzflächen des Saunaraumes erfolgt, beeinflusst den ganzen Menschen positiv. Die Wärme gelangt in erster Linie durch die Haut in den Körper. Die Schleimhäute der Atemwege werden aufgeheizt. Die Körpertemperatur steigt um 1 bis 2 Grad Celsius. Dadurch entsteht ein künstliches Heilfieber. Sämtliche Stoffwechselvorgänge werden gesteigert. Der Kreislauf wird angekurbelt. Die natürlichen Abwehrkräfte werden gestärkt.

Das alles geschieht aber nur dann, wenn man sich an vorgegebenen Saunarichtlinien hält: Zuerst unter der Dusche reinigen, abtrocknen, 15 Minuten saunieren, kalt oder kühl duschen, eventuell ein Luftbad, dann wieder zehn bis 15 Minuten saunieren, anschließend wieder eine kalte oder kühle Dusche, abtrocknen, ruhen, eventuell eine Massage.

Die Sauna ist eine Medizin, solange man sich darin wohl fühlt. Wer zum Saunafan wird, sollte, auch wenn er gesund ist, zuerst zum Arzt gehen.

Die Sauna kann niemals den Arzt oder die Ärztin ersetzen. Doch sie kann ideal als unterstützende Therapie eingesetzt werden. Und das sind die gesundheitlichen Vorteile der Saunahitze:

▶ Verspannungen und Verkrampfungen lösen sich.

▶ Ein Schnupfen sowie eine leichte Erkältung können schnell besiegt werden. Rheumatische Beschwerden werden gelindert.

▶ Wirbelsäulenprobleme lassen sich enorm verbessern.

▶ Gelenksverletzungen heilen schneller.

▶ Durchblutungsstörungen werden behoben.

▶ Die Sauna wirkt positiv auf Herz und Kreislauf. Besonders wirksam können Saunabesuche unter ärztlicher Kontrolle bei Bluthochdruck sein.

▶ Vorbeugend hilft die Sauna gegen Stress, Nervosität und Schwangerschaftsprobleme.

Ganz wichtig: Vor und nach jedem Saunabesuch ein bis zwei Liter Mineralwasser trinken.

Unsere Abwehrkraft braucht Vitamin C

Schon unsere Großmütter haben uns immer gesagt: „Iss im Winter Orangen und Mandarinen. Das ist wichtig, damit du gesund bleibst!" Heute ist diese traditionelle Überlieferung längst medizinisch erwiesen. Wir wissen aus Studien, dass unsere sogenannten T-Helferzellen – natürliche Abwehrpolizisten unseres Immunsystems – ständig mit Vitamin C „gefüttert" werden müssen, um Krankheitserreger abwehren zu können. Und da das Vitamin C laufend im Kampf gegen äußere Feinde des Organismus verbraucht wird, muss es ständig nachgeliefert werden.

Einer der ganz großen wissenschaftlichen Pioniere auf diesem Gebiet ist der amerikanische zweifache Nobelpreisträger Prof. Dr. Linus Pauling, der vor Jahren für seine Vitamin-C-Therapie Kritik einstecken musste. Heute weiß man, dass er recht hatte.

In der Praxis bedeutet das für uns gerade im Winter, wo überall Erkältungsbakterien und Grippeviren lauern: Wir sollten darauf achten, dass wir regelmäßig Vitamin C in höheren Dosen zu uns nehmen. Zuviel kann nicht schaden. Überschüssiges Vitamin C, das der Organismus nicht braucht, wird über die Harnwege ausgeschieden. Und auf diesem Weg erfüllt es noch eine Fleißaufgabe. Es hilft, die Harnwege zu desinfizieren. Also: Essen Sie im Winter täglich zwei bis drei Orangen, eine Grapefruit, drei Kiwis oder drei Mandarinen. Sehr viel Vitamine liefern auch zwei rohe Paprikaschoten oder täglich drei Gabeln voll rohem Sauerkraut. Trinken Sie eine Woche lang täglich einen Liter Hagebuttentee. Vitamin C liefern aber auch – was wenige wissen – Pellkartoffeln und Kohlgemüse.

Eine ganz besonders wichtige Information kommt von der Deutschen Gesellschaft für Ernährung. Sie empfiehlt auf Grund neuester Forschungen ganz besonders den Rauchern, sich als Schutz vor Erkältungen und anderen Infektionen mit Vitamin C einzudecken. Die täglich notwendige Menge wird mit 115 Milligramm angegeben. Das sind 40 Milligramm mehr als bisher empfohlen. Man hat herausgefunden, dass das Nikotin das Vitamin C im Körper killt. Der Raucher braucht für seine Immunkraft im Winter doppelt soviel Vitamin C als der Nichtraucher.

So haben Arzt und Ärztin mehr Zeit für Sie!

Die Wartezimmer der niedergelassenen Ärzte und der Fachmediziner sind überfüllt. Und mancher Patient ist unzufrieden und klagt: „Mein Arzt hat keine Zeit für mich. Zuerst muss ich stundenlang warten. Und dann bin ich bloß ein paar Minuten beim Doktor. Ich kann nicht ausführlich mit ihm sprechen!"

Wir alle können von heute auf morgen das derzeitige medizinische Versorgungssystem nicht ändern. Doch wir sollten einmal ruhig über das Problem nachdenken. Wir können nämlich selbst eine Menge dafür tun, dass die Verständigung mit dem Arzt besser wird. Wir sollten den umgekehrten Weg gehen: nicht klagen, dass der Arzt zu wenig Zeit für uns hat, sondern das Beisammensein mit dem Arzt besser nützen, rationeller vorbereiten:

- Ganz ehrlich. Die meisten von uns bereiten sich auf den Arztbesuch zu wenig vor. Tauschen Sie im Wartezimmer keine Tratschgeschichten aus, sondern überlegen Sie, was Sie beim Arzt alles sagen und fragen müssen.

- Noch besser wäre, wenn Sie mit der Vorbereitung schon zu Hause beginnen würden. Setzen Sie sich hin und schreiben Sie sich einiges auf: Ihre Beschwerden und die dazu gehörigen Fragen. Meist ist man beim Arzt aufgeregt, und dann fällt einem nichts ein.

- Bereiten Sie prägnante Fragen vor. Der Arzt muss Ihnen Auskunft geben, und zwar so, dass Sie es verstehen. Nur wenn Sie gut informiert sind, können Sie mithelfen, die Krankheit zu besiegen.

- Geben Sie dem Arzt kurze, wertvolle Angaben über frühere Erkrankungen, welche Medikamente Sie bereits eingenommen haben, bei welchem Arzt Sie vorher waren. Erzählen Sie von gravierenden Veränderungen wie von einer Trennung, einem Todesfall, von Problemen am Arbeitsplatz, von einer Diätkur. Diese Details geben dem Mediziner wertvollen Aufschluss über Ihre Erkrankung.

- Sprechen Sie auch offen mit dem Arzt über den möglichen Einsatz von natürlichen Rezepten und Hausmitteln wie zum Beispiel Kräutertees.

Lassen Sie sich Laborbefunde genau erklären.

Doch auch der Arzt selbst kann dazu beitragen, dass die Kommunikation mit dem Patienten erfolgreicher wird. Er sollte beim Kranken kein Medizinstudium voraussetzen, sondern sich einfach und volkstümlich ausdrücken. Und da er für den Patienten wenig Zeit hat, wäre es schön, wenn er Ernährungstipps, Verhaltensmaßnahmen und andere Erklärungen auf einem Stück Papier schriftlich mit nach Hause geben würde. Damit werden seine Informationen für den Kranken wertvoller und jederzeit nachlesbar.

Düfte können heilen helfen

Ärzte und Ärztinnen bestätigen es: Mit der Aromatherapie kann man kleinere Alltagsbeschwerden und Befindlichkeitsstörungen besiegen. Im Mittelpunkt dieser natürlichen Behandlungsmethode stehen ätherische Öle von Pflanzen, flüchtige Substanzen, die schnell verdunsten und dabei einen angenehmen Geruch verbreiten. Dabei gelangen die Düfte durch die Poren der Haut, aber auch über die Atemwege in die Bronchien und versorgen auf diese Weise den Organismus mit ihren Inhaltsstoffen.

Aus Forschungen weiß man: Die Substanzen vieler Düfte wirken antibiotisch, keimtötend, entzündungshemmend, beruhigend, anregend. Und sie stärken Körper, Geist und Seele.

▶ Mit der Aromatherapie lassen sich depressive Zustände bekämpfen: Besorgen Sie sich aus der Apotheke oder Drogerie Salbeiöl und Bergamottöl. Lassen Sie sich sehr warmes Wasser in die Wanne ein. Setzen Sie sich hinein und lassen Sie von jedem Öl drei bis vier Tropfen auf die Wasseroberfläche gleiten. Schließen Sie die Augen, atmen Sie tief aus und ein. Genießen Sie das Bad 15 bis 20 Minuten lang.

- Können Sie nur schwer einschlafen? Besorgen Sie sich Rosenöl und geben Sie ein paar Tropfen auf Ihr Kissen. Sie werden besonders ruhig, sanft und positiv gestimmt einschlafen und werden sich in der Nacht besonders gut erholen.

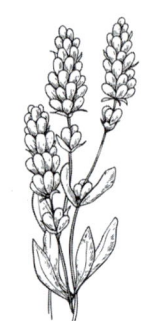

- Wenn Sie fallweise an Kopfschmerzen leiden oder gar wetterfühlig sind, dann sollten Sie Lavendelöl und Pomeranzenöl einsetzen. Vor dem Zubettgehen massieren Sie den Nacken mit Lavendelöl ein. Dann geben Sie ein paar Tropfen Pomeranzenöl auf das Kissen und atmen im Liegen intensiv die Dämpfe ein.

- Wenn Sie an zu hohem Blutdruck leiden, können Sie auf ideale, ungefährliche Weise die Behandlung des Arztes unterstützen. Nehmen Sie einige Zeit zweimal die Woche ein Wannenbad, in das Sie jeweils zehn Tropfen Lavendelöl und Majoranöl als Gemisch träufeln. Genießen Sie das Bad 20 Minuten und ruhen Sie dann eine Stunde.

- Wenn Sie eine Erkältung herannahen spüren, dann geben Sie zwei Tropfen Kampferöl auf ein Stück braunen Würfelzucker und lassen ihn auf der Zunge zergehen. Geben Sie jeden Abend ein paar Tropfen reines Cineol aus dem Eukalyptus auf das Kopfkissen.

- Bei Fußschmerzen nehmen Sie ein heißes Fußbad mit fünf Tropfen Pfefferminzöl. Das Fußbad sollte 15 Minuten dauern.

Erfolgsrezepte gegen kalte Füße

Eine Statistik niedergelassener Ärzte und Ärztinnen besagt, dass im Winter besonders viele Mädchen und Frauen an kalten Füßen leiden. Und sie warnen: Diese Befindlichkeitsstörung wird viel zu wenig ernst genommen. Ja, es gibt jede Menge Witze darüber. Die kalten Füße der Frau sind zum Teil Legende.

Wir sollten uns aber bewusst sein, dass kalte Füße – wenn man nichts dagegen unternimmt – viele gesundheitsschädliche Folgen für den Organismus haben können: Kalte Füße schwächen ganz erheblich die allgemeine Immunkraft des Körpers. Wer an kalten Füßen leidet, ist besonders anfällig gegenüber Infektionskrankheiten. Kalte Füße können zu Magen- und Darmstörungen, zu Unterleibserkrankungen, zu verstärkter Anfälligkeit für Scheidenpilz, zu schweren Durchblutungsstörungen führen. Ganz abgesehen davon, dass Menschen mit ständig kalten Füßen 15-mal eher einen Schnupfen oder einen grippalen Infekt bekommen.

Jeder, der an kalten Füßen leidet, muss im Interesse seiner Gesamtgesundheit dagegen ankämpfen. Auch hier haben sich natürliche Rezepte als besonders wirkungsvoll erwiesen:

▶ Massieren Sie die Füße mehrmals am Tag mit beiden Händen und nehmen Sie jeden Abend vor dem Zubettgehen ein Fußbad: Stecken Sie die Füße für 15 Minuten in einen Eimer mit heißem Wasser, dem Sie eine Handvoll Kochsalz beigefügt haben.

▶ Essen Sie regelmäßig Knoblauch, am besten drei frische Zehen täglich.

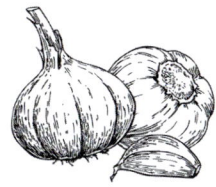

Atemkontrolle verlängert das Leben

Gerade an trüben, nasskalten Wintertagen sollten Sie sich ganz genau beobachten: Müssen Sie oft husten? Bleibt Ihnen mehrmals am Tag die Luft weg? Dann sollten Sie sofort etwas unternehmen. Dazu eine erschreckende Zahl: Im gesamten deutschsprachigen Raum gibt es einer jüngsten medizinischen Statistik nach rund elf Millionen Menschen mit defekten Atemwegen. Und das Schlimme: etwa 80 Prozent der Betroffenen weiß es nicht, weil sie sich bereits an ihre Atemprobleme gewöhnt haben, weil sie das ganz normal finden.

Schon das kleinste Atemproblem belastet im Laufe der Zeit, wenn es unbehandelt bleibt, den Organismus enorm. Vor allem den Kreislauf und – was wenige bedenken – das Herz. Und das Atemsystem wird schwer geschädigt: Die 300 Millionen Lungenbläschen eines erwachsenen Menschen entsprechen der riesigen Fläche eines Fußballplatzes. Aber bei jedem kleinsten Infekt geht Lungengewebe zugrunde. Es kann nicht wieder regeneriert werden. Und so wird die Atemkapazität des Menschen immer kleiner. Es kommt zu Bronchitis, Bronchialasthma, Lungenemphysem.

Das kann man verhindern und kann damit das Leben um viele Jahre verlängern. So wie es heute für viele Menschen ganz selbstverständlich ist, immer wieder die Cholesterinwerte und den Blutdruck zu messen, so sollten wir uns angewöhnen, regelmäßig unseren Atemstoß zu kontrollieren. Am besten morgens. Dann kann man mit dem Bewusstsein in den Tag gehen: Heute bin ich wieder gut drauf! Oder aber man hat eine zarte Mahnung: Geh zum Arzt! Und so misst man das Atem-Volumen:

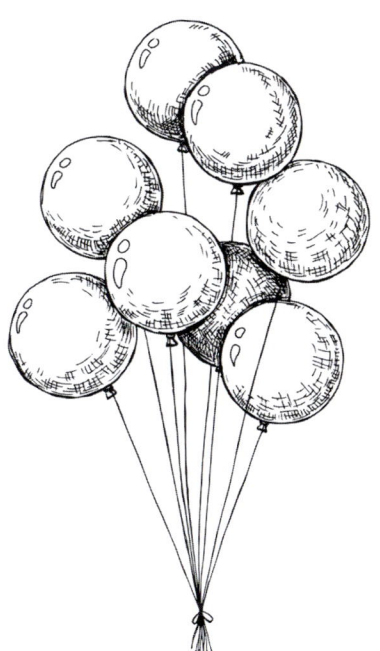

► Singen Sie laut im Badezimmer. Wenn Sie ein Schlagerlied ohne Atemnot zu Ende singen können, dann ist alles in Ordnung.

► Auch beim Aufblasen eines Luftballons können Sie sich testen, wie es um Ihren Atem bestellt ist.

► Zünden Sie eine Kerze an und versuchen Sie, diese aus einem Meter Entfernung auszublasen. Gelingt es nicht, so müssen Sie Ihren Atemstoß fachmännisch untersuchen lassen.

► Oder aber Sie besorgen sich aus der Apotheke ein Peak-Flow-Meter, ein kleines, handliches Kunststoffgerät, in das Sie einfach hineinblasen und das dann Ihre Atemstärke anzeigt. Viele Ärzte und Ärztinnen haben solche Geräte auch in ihrer Ordination.

Mit solchen Tests kann man Atemwegsprobleme verhindern, frühzeitig erkennen und erfolgreich behandeln. Die wichtigsten natürlichen Methoden gegen Atemwegsprobleme:

► Lernen Sie eine gesunde Atemtechnik.

► Bekämpfen Sie Husten mit dem Heilkraut Thymian.

Mit dem Immuncocktail vital durch den Winter

Die Immunologie, die Wissenschaft von den natürlichen Abwehrkräften im menschlichen Organismus, macht rasante Fortschritte. Man weiß heute, dass die Thymusdrüse hinter dem Brustbein die Steuerzentrale unserer Immunkraft ist. Hier werden Körperzellen zu hochaktiven Abwehrzellen ausgebildet. Von hieraus bekommt der gesamte Organismus den Auftrag, sich vor Feinden – Giften und Krankheitserregern – zu schützen.

Doch inzwischen hat man auch herausgefunden, dass jede einzelne unserer 60 Billionen Zellen ein spezielles Abwehrsystem entwickeln kann, wenn sie regelmäßig mit entsprechendem „Immunsprit" versorgt wird. Und zwar braucht jede unserer Zellen zum Schutz gegen Schnupfen, Erkältungen und gegen einen grippalen Infekt genau drei Vitamine: A, C und E.

Wichtig ist zu wissen: Eines dieser Vitamine allein richtet nichts aus. A, C und E – alle drei müssen sozusagen im Teamwork auftreten. Wissenschaftler haben herausgefunden, dass jedes Vitamin eine ganz bestimmte Aufgabe innehat:

▶ Das Vitamin A stärkt die gesamte Zellstruktur.

▶ Das Vitamin C stärkt und schützt die Zellflüssigkeit.

▶ Das Vitamin E gibt der Zellwand die Kraft, Krankheitserreger abzuhalten.

Wir sollten daher gerade über die Wintermonate Kuren machen, bei denen wir zum Beispiel einmal im Monat eine Woche lang täglich einen speziellen Immuncocktail trinken, der uns die Vitamine A, C und E liefert. Das macht uns stark und vital gegen alle Arten von Erkältungskrankheiten.

Das Vitamin A ist in optimaler Menge in der Möhre enthalten, das Vitamin C in der Orange, das Vitamin E im Weizenkeimöl. Dazu mixen wir noch den Saft der Roten Bete, denn er liefert den roten Farbstoff Betanin, der die Krankheitserreger angreift, sie in der Entwicklung hindert und über die Harnwege abtransportiert. Also ebenfalls ein idealer Helfer der Vitamine A, C und E.

▶ Und hier das Rezept des Immuncocktails für den Winter. Die Menge ist für zwei Personen gedacht: In einem Gefäß gießt man ¼ Liter frischgepressten Orangensaft (Vitamin C), ⅛ Liter Möhrensaft (Vitamin A) und ⅛ Liter Rote-Bete-Saft (Betanin) zusammen und rührt einen Teelöffel Weizenkeimöl dazu. Gut umrühren, in Gläser füllen, in langsamen, kleinen Schlucken trinken. Täglich einmal.

Nur keinen Adventsstress

Es ist alle Jahre immer wieder dasselbe: Mit Beginn des Advents werden wir keineswegs ruhiger und beschaulicher, wie es sein sollte. Im Gegenteil: Wir stürzen uns geschäftig in einen sinnlosen gesundheitsschädlichen Vorweihnachtsstress. Wir machen am Arbeitsplatz Überstunden, um an den Feiertagen möglichst viel Freizeit zu haben. Und in der Freizeit ruhen wir uns nicht aus. Wir jagen von Laden zu Laden, tätigen Einkäufe, schleppen Pakete an, treffen in der Küche in großem Stil Vorbereitungen fürs Fest.

Und damit wir das alles meistern können, halten wir uns bis tief in die Nacht mit Gewalt wach. Unsere „Muntermacher" sind häufig starker Bohnenkaffee und Zigaretten. Und gegessen wird gedankenlos, hastig und oft ungesund.

Wen wundert's da noch, dass gerade in der Vorweihnachtszeit so viele von uns eine zünftige Erkältungskrankheit bekommen? Und außerdem ist es im Grunde genommen völlig klar, dass so viele genau dann, wenn das Fest da ist, völlig k.o. sind.

Vor allem Frauen mit der Doppelbelastung Haushalt und Beruf sind nervlich, seelisch und körperlich kaputt, können dann die Weihnachts- und Neujahrsfeiertage gar nicht richtig genießen. Manche, die ihre Immunkraft allzu sehr strapaziert haben, liegen mit Grippe oder einem grippalen Infekt im Bett.

Sie sollten es daher heuer endlich einmal anders machen. Dieses Jahr muss endlich Schluss mit dem unnötigen Vorweihnachtsstress sein, damit Sie dann das Fest gesund, fit und vital genießen können. Es ist gar nicht so schwer, etwas dafür zu tun.

Schenken Sie gerade in der Vorweihnachtszeit Ihrer Ernährung große Aufmerksamkeit. Passen Sie die Essenszeiten den Bedürfnissen an. Beginnen Sie den Tag mit einem Superfrühstück, lassen Sie das Mittagessen aus und nehmen Sie sich dann etwas Zeit für ein frühes Abendessen. Und wenn Sie dazwischen Hunger haben, dann greifen Sie zu gesunden Naturprodukten: zu einer Banane, einem Apfel, ein paar Trockenfrüchten.

Wichtig ist, dass Sie die Mahlzeiten nicht hastig hinunterschlingen, sondern sich Zeit dafür nehmen. Und wählen Sie grundsätzlich Nahrungsmittel, die den Stress bekämpfen helfen. Dazu gehören Produkte, die das „Nervenvitamin" B1, den Anti-Stress-Mineralstoff Magnesium, den Nervenmineralstoff Kalium und das Anti-Stress-Vitamin C enthalten.

▶ B1 finden wir in allen Vollkornprodukten, im Naturreis. Magnesium gibt es reichlich ebenfalls im Vollkorn, im Naturreis, in den Sojaprodukten, in Nüssen und in Mandeln. Kalium tanken wir mit Meeresfisch, Milchprodukten, Kartoffeln und Vollkorn. Besonders viel Vitamin C enthalten Orangen, grüne Paprikaschoten, Petersilie, Kiwis, Sauerkraut, Hagebuttentee.

▶ Wenn der Vorweihnachtsstress gar zu arg zuschlägt, dann sollten Sie mit Ihrem Apotheker sprechen, ob es nicht sinnvoll wäre, als Schutz vorübergehend in der Adventszeit Vitamin-C-Präparate und Magnesiumpräparate einzunehmen.

Wer sich vom Vorweihnachtsstress voll überrollen lässt, der leidet besonders an Nervosität. Diese wächst mit dem Herannahen des Festes und der Anhäufung von Arbeit. Dagegen kann man einfache Hausmittel einsetzen:

▶ Lösen Sie jeden Tag zweimal zwei Esslöffel Johanniskrautsaft in etwas Wasser auf und trinken Sie die Mischung in langsamen Schlucken.

▶ Verrühren Sie ein frisches, rohes Ei und einen Teelöffel Traubenzucker in ¼ Liter rotem Traubensaft. Vorsicht: Wer hohe Cholesterinwerte hat, darf dieses Rezept zur Nervenstärkung nicht anwenden!

▶ Lassen Sie, wenn Sie sich besonders gestresst fühlen, einen Teelöffel Honig langsam auf der Zunge zergehen.

▶ Knabbern Sie Sonnenblumen- oder Sesamsamen-Körner.

▶ Besorgen Sie sich aus der Apotheke Brennnesselsamentonikum und trinken Sie jeden Tag ein Schnapsgläschen voll.

Ein hervorragender Biosprit in der gestressten Vorweihnachtszeit sind Bienenblütenpollen, die in der Apotheke erhältlich sind. Sie enthalten reiche Mengen an Mineralstoffen, Spurenelementen und natürlichen Hormonstoffen, die gemeinsam Stress abbauen.

Und wenn der vorweihnachtliche Trubel noch so groß ist: Im Interesse Ihrer Gesundheit müssen Sie sich für gewisse Schutzmaßnahmen Zeit nehmen: Genießen Sie zweimal die Woche im Advent ein heißes oder sehr warmes Wannenbad, in dem Sie ¼ Kilo Kochsalz oder Meersalz aus der Apotheke auflösen. 25 Minuten darin baden. Auch ein Melissen- oder Lavendelbad eignet sich ideal.

Lebkuchen – die gesunde Leckerei

Alljährlich, wenn das Weihnachtsfest mit seinen nachfolgenden Feiertagen näher rückt, droht uns die Verführung mit vielen Süßigkeiten, die es zu Hause gibt und die uns anderswo angeboten werden. Das Zuviel an Zucker, weißem Mehl und Fett belastet den Stoffwechsel, bringt die Blutzucker- und Blutfettwerte durcheinander. Zu viele Süßigkeiten sind auch oft mit schuld daran, dass viele an Übergewicht, Magenverstimmung, Verstopfung oder Sodbrennen leiden.

Doch wer möchte schon zu den Feiertagen ganz auf Süßes verzichten? Man muss sich nur das Angebot der süßen Verführungen ansehen und gezielt daraus das Richtige wählen. Es gibt nämlich eine gesunde

Weihnachtsleckerei, die zugleich als uralte und klassische Festtagsüberraschung gilt: Es ist der Lebkuchen.

Lebkuchen können Sie mit gutem Gewissen genießen, vor allem, wenn er nach einem ernährungswissenschaftlich vorbildlichen Rezept zubereitet wurde:

▶ Der Lebkuchen sollte ausschließlich mit Honig zubereitet werden.

▶ Für echten Lebkuchen verwendet man Vollkornmehl wie in der guten alten Zeit.

Allein schon diese Grundregeln machen Lebkuchen mit Abstand gesünder als alle anderen Weihnachtssüßigkeiten. Hier die gesundheitlichen Vorteile:

▶ Das Vollkornmehl liefert dem Organismus Vitamine, Mineralstoffe und Spurenelemente. Ganz wichtig dabei ist das Vitamin B_1, das für unsere Nerven zu den Feiertagen so wichtig ist. Und: Mit Vollkornmehl ist Lebkuchen kein Dickmacher.

▶ Der Honig bringt neben Vitaminen, Mineralstoffen und Spurenelementen zusätzlich natürliche antibiotische und beruhigende Substanzen ein.

▶ Das Gewürz Kardamom, für den Lebkuchen unerlässlich, wirkt verdauungsfördernd, was gerade zu den Feiertagen sehr von Vorteil sein kann. Außerdem sagt man dem Kardamom eine liebesfördernde Eigenschaft für Mann und Frau nach.

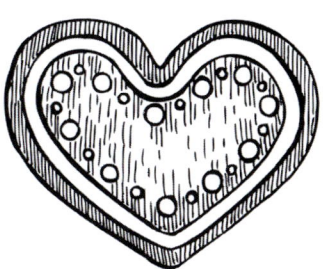

- Muskatnuss, ebenfalls wichtig für den Lebkuchen, stärkt den Magen.

- Das Nelkengewürz ist ebenfalls verdauungsfördernd.

- Die Mandeln enthalten Vitamin E sowie die Mineralstoffe Magnesium, Kalium, Phosphor und Eisen.

- Die Eier versorgen uns mit Vitamin E und A sowie Lecithin, einen wichtigen Aufbaustoff für unser Gehirn.

Wer also zu Weihnachten zum Lebkuchen greift, hat richtig entschieden. Er schmeckt köstlich und ist gesund. Allerdings gilt auch für den Lebkuchen die Regel: in Maßen genießen.

Gesunde Geschenke

Einige Wochen vor dem Fest überlegen wir wieder: Was könnten wir unseren Verwandten, Bekannten und Freunden zu Weihnachten schenken? Ein altes Sprichwort sagt: Schenken ist besser als Nehmen. Es kann tatsächlich ein Genuss sein, für einen lieben Mitmenschen ein Geschenk auszusuchen, es zu verpacken und zu überreichen. Allerdings: Wenn man sich das ganze Jahr über nicht eingehend mit dem betreffenden Menschen befasst hat, dann kann das Geschenk für beide Teile zur Enttäuschung werden.

Alle Jahre passiert es in vielen Familien: Da werden Präsente überreicht, die im Grunde nichts anderes als unpersönliche Pflichtübungen sind. Viele jüngere Leute nehmen sich in der Hast des Alltags oft zu wenig Zeit, um wirklich passende Geschenke für ihre Eltern und Großeltern auszusuchen.

Zugegeben: Das ist auch oft nicht einfach. Wenn man nämlich einen Verwandten oder Bekannten fragt, was er sich denn so wünscht, dann bekommt man nicht selten zur Antwort: „Gar nichts. Ich hab ja schon alles! Hauptsache, ich bin gesund!"

Im ersten Augenblick weiß man nun nicht, was man kaufen könnte. Doch gerade in dieser Antwort steckt eine zündende Idee: Gesundheit. Schenken Sie doch Gesundheit. Legen Sie Gesundheit unter den Weihnachtsbaum. Bringen Sie einen riesigen, randvoll gefüllten Geschenkkorb mit Obst und Gemüse mit. Damit geben Sie Vitamingarantie für die Feiertage.

▶ Richten Sie für jemand eine „gesunde Hausbar" ein: mit herrlichen Getränken wie Heidelbeersaft, Holundersaft, Sauerkrautsaft, Rote-Bete-Saft und anderen flüssigen Köstlichkeiten aus dem Reformhaus.

▶ Apropos Reformhaus: Stellen Sie einen Geschenkkarton mit gesundheitsfördernden Produkten der Vollwertkost zusammen, die sich mancher aus Kostengründen nicht vergönnt: kaltgepresste Pflanzenöle, verschiedene Müslisorten, Naturreis, Vollkornprodukte.

▶ Überraschen Sie mit einem Gutschein für einen Kuraufenthalt, für ein Kurwochenende, für mehrere Besuche in einem Fitnessstudio oder in einem medizinischen Massagestudio. Besorgen Sie Abonnements für Sauna- oder Thermalbadbesuche.

▶ Wer gerne liest, hat vielleicht Freude an Büchern mit vielen Gesundheitsratschlägen.

- Machen Sie den Apotheker zu Ihrem Verbündeten: Schenken Sie eine komplett eingerichtete Hausapotheke mit vielen Naturheilmitteln wie Tees, Tinkturen, Salben. Lassen Sie ein Paket mit Vitaminen, Mineralstoffen und Spurenelementen vorbereiten.

- Kaufen Sie ein Trimmrad oder sonst ein Sportgerät.

Festtagsbraten ohne Reue

Wenn Sie übers Jahr auch noch so gesundheitsbewusst leben, sich vorbildlich ernähren: Niemand möchte zu den Weihnachtsfeiertagen auf all die Genüsse verzichten, die es zu Hause gibt und die uns bei anderen angeboten werden. Immerhin haben wir uns ein Jahr lang darauf gefreut. Also: Lassen Sie sich den Weihnachtsbraten, die Torten und Kuchen schmecken. Damit Sie allerdings kein schlechtes Gewissen und keine Angst vor gesundheitlichen Folgen haben müssen, sollten Sie die Geheimnisse kennen, wie Sie selbst die Gefahren der Schlemmereien reduzieren können – unter der Devise: Genießen, ohne zu büßen. Hier die besten Vitaltricks, wie man die Festtagsköstlichkeiten gesünder macht:

- Machen Sie während der Feiertage zwischendurch einmal oder zweimal eine „Gesundheitspause". Planen Sie einen Tag ein, an dem Sie sich ausschließlich von rohem Gemüse und Obst ernähren. Gut kauen!

- Essen Sie zum Fleisch ausschließlich knackige Salate und Pellkartoffeln, keine Klöße, keine Nudeln. Salat und Kartoffel helfen die Harnsäureüberschüsse des Fleischs abzubauen.

▶ Trinken Sie zu den Mahlzeiten jeweils $\frac{1}{8}$ Liter Sauerkrautsaft, Rote-Bete-Saft, Kartoffelsaft oder naturtrüben Apfelsaft. Damit werden Magen und Darm von Gärstoffen und Giften gesäubert.

▶ Trinken Sie während der Feiertage gegen Durst und zum Entschlacken täglich einen Liter Mineralwasser, am besten stilles.

▶ Wenn Sie zu üppig gegessen haben – zu fettes Fleisch, zu fette Torten -, dann trinken Sie unmittelbar nach der Mahlzeit ¼ Liter stilles Mineralwasser, in das Sie einen Teelöffel Heilerde für den inneren Gebrauch (Apotheke) einrühren. Die Erde bildet im Magen eine riesige Oberfläche und bindet die Fette.

▶ Gegen zu viel Süßes, gegen zu viel starken Bohnenkaffee und zu viel Alkohol zu den Feiertagen liefern Sie dem Organismus Vitamin C (Kiwis, Orangen, Paprikaschoten), Vitamin B_1 (Naturreis, Weizenkeimflocken) und täglich zwei Magnesiumkautabletten (Apotheke) mit der Dosierung Mg 5.

▶ Der traditionelle Weihnachtskarpfen ist gesünder, wenn Sie ihn nicht braten oder backen, sondern in einem Sud mit Wurzelgemüse und Kräutern ziehen lassen.

▶ Die Festtagsgans oder die Ente befreit man vom Fett, indem man das Fleisch beim Braten mit der Gabel ansticht. Das Fett läuft dann aus.

Silvesterservice für die Leber

Der Jahreswechsel steht unmittelbar bevor. Millionen Menschen feiern in fröhlicher Gesellschaft. Und da geht es zumeist nicht ohne Alkohol. Wenn man nun bedenkt, dass in unserer umweltbelasteten Zeit durch Lebensmittelzusätze, durch Schadstoffe in der Luft, durch Medikamente unsere Leber als Entgiftungszentrale unseres Körpers ohnehin stark belastet ist, kann zu viel Silvesteralkohol heutzutage mehr Schaden anrichten als früher. Doch wir können vorbeugend etwas dafür tun.

Mein Vorschlag: Machen Sie doch für Ihre Leber vor dem Jahreswechsel einen Silvesterservice! Dann kann der Alkohol ihr nicht mehr so viel anhaben, weil sie zum Jahreswechsel gestärkt ist und bei ihrer Entgiftungsarbeit unterstützt wird. Und so funktioniert der Silvesterservice für die Leber:

▶ Essen Sie bis zum Jahreswechsel nach Möglichkeit nur altbackenes Brot. Essen Sie wenig Fleisch, keine tierischen Fette – außer etwas Butter – und ernähren Sie sich vorwiegend von Magermilchprodukten.

▶ Stärken Sie die Leber mit Artischockensaft (Reformhaus). Der bulgarische Wissenschaftler Prof. Dr. Maros hat 1868 in der Artischocke den Wirkstoff Cynarin entdeckt. Er fördert nicht nur die Entgiftungsarbeit der Leber, sondern regeneriert auch angegriffene Leberzellen. Bis zur Silvesterparty jeden Tag dreimal zwei Esslöffel Artischockensaft in etwas Wasser gerührt im Mund zergehen lassen.

▶ Trinken Sie bis zur Silvesternacht viermal täglich in langsamen Schlucken $1/8$ Liter Rote-Bete-Saft (Reformhaus). Der Eiweiß-

baustein Betain in der Roten Bete beeinflusst positiv den Fett-
stoffwechsel und entlastet die Leber bei ihrer Entgiftungsarbeit.

▶ Eine ähnliche Aufgabe vollführt der Selleriesaft. Der Anteil an
den Spurenelementen Zink und Selen neutralisiert eine Reihe
von Giften im Organismus und entlastet damit die Leber. Auch
hier das Rezept: viermal täglich $1/8$ Liter Selleriesaft.

▶ Sehr wichtig zur Stärkung der Leber sind Teekuren. Trinken Sie
bis zu Silvester jeden Tag einen Liter Mariendisteltee (Apotheke): viermal ¼ Liter ungesüßt. Die Bitterstoffe des Kräutertees geben der Leber Kraft.

▶ Da Alkoholkonsum den Mineralstoff Magnesium im Organismus
aufbraucht, sollten Sie rechtzeitig Magnesium zuführen: Trinken
Sie täglich $1/4$ Liter Mineralwasser mit Magnesiumgranulat –
Dosis Mg 5 (Apotheke).

So meistern Sie den Silvesterkater

Viele gehen mit den allerbesten Vorsätzen in den Jahreswechsel.
Und dann trinken sie im Kreise von Freunden, Verwandten oder
Bekannten in der Silvesternacht doch wieder viel zu viel über den
Durst. Ja, und dann gibt's einen 1. Januar mit einem zünftigen Sil-
vesterkater.

Wenn Sie am Neujahrsmorgen mit einem dicken Kopf aufwachen und
den Kater ganz schnell wieder loswerden wollen, dann müssen Sie
unter den folgenden Rezepten wählen:

- Wenn die Alkoholfolgen nicht allzu groß sind: Pressen Sie ¼ Liter Orangensaft, rühren Sie vier Esslöffel Honig dazu. Langsam trinken. Nach 15 Minuten ein Schnapsgläschen Artischockensaft (Reformhaus) trinken.

- Ebenfalls gegen den kleinen Silvesterkater: Kauen Sie intensiv zwei Rollmöpse und eine Salzgurke. Auch ein halber Salzhering leistet gute Dienste.

- Fällt der Kater etwas stärker aus, dann mixen Sie folgendes Rezept: In ¼ Liter Tomatensaft werden ein rohes Eigelb und ein Teelöffel Worchestersoße gerührt. Mit Pfeffer und Kräutersalz würzen. Zügig trinken.

- Es gibt auch einen sehr einfachen, aber wirkungsvollen Akupressurgriff gegen den Kater: Setzen Sie den Zeigefinger der rechten Hand genau im Nacken an und massieren Sie entlang der Mitte der Schädeldecke bis zur Stirn nach vorne. Wiederholen Sie die Massage immer wieder.

- Besorgen Sie sich aus der Apotheke oder Drogerie Japanisches Heilpflanzenöl, geben Sie alle zwei Stunden einen Tropfen auf die Zunge. Tief durch ein- und ausatmen.

- Hier die Superwaffe gegen den Silvesterkater: Bereiten Sie einen Teller Haferflockensuppe, am besten aus Vollkornhaferflocken. Gießen Sie eine Tasse Bohnenkaffee und den Saft von ½ Zitrone dazu. Umrühren. Essen. Schmeckt scheußlich, ist aber wirksam!

Und hier noch einige Tricks, wie Sie sich in der bevorstehenden Silvesternacht fit halten, damit Sie etwas Alkohol besser vertragen, dem Kater etwas vorbeugen können und den Organismus einigermaßen schützen:

➤ Mischen Sie niemals Bier, Sekt, Wein und Schnaps. Bleiben Sie auch immer bei einer Sekt- oder Weinmarke. Trinken Sie keine kohlensäurehaltigen Getränke zum Alkohol. Kohlensäure verstärkt die Alkoholwirkung.

➤ Nehmen Sie im Laufe des Abends drei- bis viermal im Abstand von einer Stunde jeweils auf einem Stück Brot fünf Tropfen Nux vomica, die homöopathische Tinktur der Bitternuss (Apotheke).

Frostschutz für die Haut

In den meisten Gegenden Mitteleuropas herrscht im Januar Kälte. Sind Sie darauf vorbereitet? Haben Sie das Frostschutzmittel für den Wagen besorgt? Selbstverständlich! Aber: Sind Sie sich auch im Klaren darüber, dass Ihre Haut ebenfalls einen Frostschutz braucht, um gesund und attraktiv durch den Winter kommen zu können?

Unsere Haut kann durch die Kälte, den eisigen Wind oder durch Schnee beachtliche Schäden davontragen. Sie altert schneller, wird rauer. Und – wie eine Studie am Institut für experimentelle Dermatologie an der Universität Witten-Herdecke ergeben hat – graben sich in dieser Jahreszeit tiefere Falten ein. Wie also sieht nun der vorbildliche Frostschutz für die Haut aus?

➤ Verwenden Sie im Januar bei tiefen Außentemperaturen überwiegend fetthaltige Cremes und Salben. Ein höherer Fettanteil schützt auch gegen das Austrocknen der Haut in stark geheizten Räumen mit niedriger Luftfeuchtigkeit.

➤ Es ist jetzt nicht sinnvoll, die Haut mit Cremes zu versorgen, die einen hohen Feuchtigkeitsanteil haben. Bei Frost ist das die

falsche Pflege. Derartige Präparate verstärken nämlich das Kälte-
gefühl im Freien.

▶ Ein bewährter Kälteschutz für die Haut sind Öle die aus den
Substanzen der Aloe vera, aus dem Bisabolol der Kamille, aus
dem Jojobaöl und den Vitaminen A und E bestehen. Dies belegen
Studien des internationalen Freiöl-Instituts in Nürnberg .

▶ Um die Haut vor Erfrierungen zu schützen, darf man unmittelbar nach der Gesichtswäsche nicht ins Freie gehen. Damit die
Haut nicht feucht ist, kann man sie mit einem Haarföhn rasch
trocknen.

▶ Ganz wichtig dagegen ist es, dass man jetzt in der kalten Jahreszeit der Haut von innen reichlich Flüssigkeit zuführt. Trinken sie
jeden Tag zwei bis zweieinhalb Liter Mineralwasser. Das trägt
viel zum jugendlichen Aussehen der Haut bei und bekämpft
neue Faltenbildung.

▶ Vergessen Sie niemals, die Ohren gründlich einzucremen. Dort
ist die Kälte am stärksten zu spüren.

▶ Denken Sie auch an Ihre Lippen: Ein Pflegestift – mehrmals am
Tag verwendet – erhält sie geschmeidig und bewahrt sie vor
Frostschäden und Rissen.

▶ Wenn Sie zum Skifahren gehen, dann vergessen Sie nicht den
notwendigen Sonnenschutz, der auch bei Wolken und Nebel
notwendig ist. Sie brauchen Sonnenschutzpräparate mit mindestens Schutzfaktor 30.

Gesund im Winter mit fünf Kräutertees

Sicher haben Sie sich auch schon gefragt: Was kann ich selbst tun, um im Winter möglichst gesund zu bleiben oder schnell wieder gesund zu werden? Es gibt gerade in der kalten Jahreszeit so viele lästige und quälende Befindlichkeitsstörungen, die man selbst mit einer gut eingerichteten Hausapotheke in den Griff bekommen kann. Ehe Sie zu starken Medikamenten greifen, sollten Sie es mit den Kräften der Natur versuchen. Unter der Devise, die viele Ärzte empfehlen: Nicht mit Kanonen auf Spatzen schießen! Im Grunde genommen benötigen Sie gegen die wichtigsten winterlichen Beschwerden nicht mehr als fünf Kräutertees. Diese sollten Sie immer zu Hause haben:

➤ Salbeitee ist besonders wertvoll gegen Entzündungen des Mund- und Rachenbereichs. Er hilft aber auch Husten und Heiserkeit zu bekämpfen und stärkt die natürlichen Abwehrkräfte der Atemwege. Die Zubereitung des Kräutertees fürs Gurgeln von Mund und Rachen: einen Teelöffel Salbeiblätter (Apotheke, Drogerie) mit ¼ Liter kochendem Wasser überbrühen, acht Minuten ziehen lassen, durchseihen. Zum Trinken gegen Bronchitis und andere Erkältungen: zwei bis drei gehäufte Esslöffel Salbeiblätter in einen Liter kaltes Wasser einrühren, zum Kochen bringen und drei Minuten kochen lassen, dann durchseihen, abkühlen lassen, die ganze Menge ungesüßt über den Tag verteilt trinken.

➤ Wenn Sie mit kräftigem Schwitzen eine Erkältung austreiben wollen: Übergießen Sie zwei Teelöffel Lindenblüten (Apotheke, Drogerie) mit ½ Liter kochendem Wasser, zehn Minuten ziehen lassen, durchseihen. Zwei Esslöffel Honig und zwei Teelöffel Melissengeist einrühren. Schluckweise trinken. Dann ab ins Bett.

▶ Bei Magen- und Darmproblemen sowie bei eitrigen Mandeln setzen Sie Käsepappeltee, auch Malventee genannt, ein. Zwei Teelöffel Käsepappeltee (Apotheke) mit einer Tasse kochendem Wasser aufgießen, zehn Minuten ziehen lassen, durchseihen, ungesüßt trinken. Gegen eitrige Mandeln und entzündetes Zahnfleisch mehrmals am Tag gurgeln. Gegen Magen- und Darmbeschwerden: eine Tasse trinken, dann je fünf Minuten auf den Rücken, auf die rechte Seite, auf den Bauch und auf die linke Seite legen: Käsepappel-Rollkur.

▶ Bei starker Nervosität an kalten Wintertagen eine Tasse Melissentee in langsamen Schlucken trinken: einen Teelöffel Melissenblätter (Apotheke) mit einer Tasse kochendem Wasser überbrühen, acht Minuten ziehen lassen, durchseihen, mit etwas Honig süßen.

▶ Zum Entgiften der Leber und zum Beruhigen des Magens nach zu üppigem Essen: dreimal täglich eine Tasse Mariendisteltee. Einen Teelöffel Mariendistelfrüchte (Apotheke) mit einer Tasse kochendem Wasser überbrühen, zehn Minuten ziehen lassen, ungesüßt oder mit wenig Honig trinken.

▶ Grundsätzlich: Wenn Kräutertees gesüßt getrunken werden dürfen, ausschließlich Honig verwenden, weil er heilende Substanzen anliefert. Aber: Erst in den Tee geben, wenn dieser unter 40 Grad Celsius hat, sonst gehen die Vitalstoffe des Honigs zugrunde.

Entschlacken und Entgiften fürs neue Jahr

Die meisten von uns haben es sich an den Weihnachts- und Neujahrsfeiertagen gut gehen lassen, haben viele Köstlichkeiten gegessen und haben auch manches Gläschen geleert. Und jetzt sagt uns die Waage unerbittlich, dass wir Pfunde zugelegt haben. Doch das sind nicht die einzigen Folgen der Schlemmertage. Hausärzte bestätigen es: Verstopfung, ein unangenehmes Völlegefühl im Magen, Sodbrennen, Aufstoßen, Müdigkeit, Kopfdruck sind stark verbreitet. Die natürlichen Abwehrkräfte sind herabgesetzt.

Höchste Zeit, die Feiertagssünden abzubauen. Das geht wunderbar und relativ schnell mit einer Diätkur, bei der Sie den Organismus entgiften und entschlacken. Dabei sind zwei Details sehr wichtig:

1. Sie müssen bei so einer Kur reichlich gesunde Flüssigkeit zu sich nehmen, die keine Kalorien bringt. Nur dadurch können Gifte und Schlacken über die Haut und die Harnwege abtransportiert werden.

2. Sie dürfen nur wenig essen, müssen aber ein Naturprodukt wählen, welches den Körper nicht belastet, ihn zugleich aber mit allen lebenswichtigen Stoffen wie Vitaminen, Mineralstoffen, Spurenelementen, Enzymen und Ballaststoffen versorgt.

3. Hier mein Vorschlag, den jeder leicht nachvollziehen kann. Wählen Sie zum Entschlacken und Entgiften ein Wochenende und nehmen Sie sich an diesen beiden Tagen keine anstrengende körperliche Arbeit vor:

- ▶ Besorgen Sie sich Kartoffeln und Mineralwasser. Sonst nichts.

- ▶ Und nun ernähren Sie sich jeweils am Sonnabend und am Sonntag von folgendem „Entschlackungs-menü": Bereiten Sie im Topf an jedem Tag einein-halb Kilo Pellkartoffeln zu und essen Sie diese Menge auf den Tag verteilt. Sie dürfen mit etwas Kräutersalz würzen. Butter und Quark sind nicht erlaubt.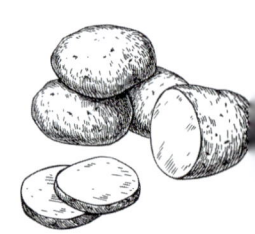

- ▶ Parallel dazu trinken Sie – ebenfalls über den Tag verteilt – zwei bis drei Liter Mineralwasser.

- ▶ Sie werden sehen: Sie kriegen keinen Hunger, sind immer satt. Gehen Sie tagsüber ein wenig spazieren und sorgen Sie dafür, dass Sie nachts zehn Stunden schlafen. Am Montag morgens wird Ihnen ein Blick auf die Waage beweisen, dass Sie in den zwei Tagen nicht nur entschlackt, sondern auch etwas abgenom-men haben. Und das Wichtigste: Sie fühlen sich voll neuer Energie, haben wieder eine gute Verdauung und gehen mit Elan durchs Jahr.

Eine Tüte gegen die Angst

Internationale Wissenschaftler befassen sich intensiv mit einer ge-sundheitlichen Störung, die in den letzten Jahren mehr und mehr zunimmt: Es sind die Panikattacken. Der eine bekommt solche Angst-anfälle jeden Tag, der andere einmal in der Woche. Sie treten abends im Bett vor dem Einschlafen, nachts oder tagsüber in der Wohnung, am Arbeitsplatz und auf der Straße auf. Viele, die zu Hause davon befallen werden, wagen sich oft nicht mehr aus der Wohnung.

Und so kommt es zu den Panikattacken: Durch Stressüberforderung, Lärmeinfluss, durch eine Anhäufung von Umweltgiften im Körper sowie durch Stoffwechselstörungen kommt es im Stammhirn – in den Zentren des vegetativen Nervensystems – zu einer unbeeinflussbaren Stoffwechselumschaltung. Seelische, geistige und körperliche Belastungen verstärken das Leiden.

Sehr oft werden die Betroffenen, die über Erstickungsanfälle, Todesangst und Hitzewallungen klagen, als Hysteriker angesehen. Eine Panikattacke dauert zehn Minuten und länger.

Wer so eine Situation bereits erlebt hat und in Abständen damit konfrontiert wird, muss sich mit seinem Arzt in Verbindung setzen oder gleich die nächste Universitätsklinik für Psychiatrie aufsuchen. Mit therapeutischen Gesprächen und Medikamenten kann die Panikattacke in acht Wochen erfolgreich behandelt werden. Allerdings kann man im Anfangsstadium der Erkrankung sowie unterstützend zur Behandlung auch selbst einiges tun:

► Bitten Sie einen lieben Menschen, dass er rund um die Uhr bei Ihnen bleibt, Sie außer Haus begleitet.

► Trinken Sie regelmäßig Johanniskraut- oder Melissentee. Das entspannt. Eine wirksame Sofortmaßnahme: Nehmen Sie einen Schluck Cognac, lassen Sie ihn etwas auf die Mundschleimhäute einwirken und spucken Sie die Flüssigkeit wieder aus. Das Trinken von Alkohol ist streng verboten, ebenso der Nikotinkonsum.

► Lernen Sie richtig atmen, damit Sie den schneller werdenden Atem bremsen können.

▶ Ein wichtiger Ratschlag kommt von der Düsseldorfer Ärztin Sarah Barbara Schons: Halten Sie bei einer aufkommenden Panikattacke die Hand vor Nase und Mund oder noch besser ein Papiersackerl (Papiertüte). Atmen Sie aus und gleich wieder ein. Sie atmen dann Ihre verbrauchte Luft ein, reich an CO_2. Und CO_2 kann in dieser Situation beruhigen.

Essen Sie im Winter – Sonne

Mediziner haben ausgerechnet, dass es sehr gesund wäre, wenn im Winter jeder von uns täglich fünf bis zehn Minuten in der Sonne spazieren gehen würde. Was aber, fragen viele, kann man tun, wenn im Wintertage-, mitunter wochenlang keine Sonne scheint?

In solchen düsteren, bewölkten und sonnenlosen Zeiten können keine ultravioletten Strahlen auf unsere Haut treffen. Gerade das aber wäre wichtig, damit sich in unserem Körper als Folgereaktion das lebenswichtige Vitamin D bilden kann. Dieses Vitamin beeinflusst die Aufnahme von Kalzium und Phosphor in den Zähnen, Knochen und Knorpeln. Ein Mangel an Vitamin D führt zu schwachen, deformierten Knochen, Knochenerweichung, häufigen Knochenbrüchen und beträchtlichen Zahnschäden.

Außerdem gibt es viele Menschen, die ausgesprochen sonnenhungrig sind. Sie brauchen das Vitamin D, um sich grundsätzlich wohl zu fühlen. Wenn sie die Sonne längere Zeit nicht spüren, leiden sie auch seelisch darunter.

Wie also kann man an sonnenlosen Tagen Vitamin D tanken? Der Körper kann es sich aus der Nahrung holen. Es kommt in kleinen Mengen im Fisch und im Geflügel vor. In interessanter Menge befindet sich das „Sonnenvitamin" in Pilzen. Da aber auf Grund der wachsenden Umweltbelastung vor dem Genuss von allzu vielen Pilzen aus freier Natur gewarnt wird, bleiben als optimale Vitamin-D-Lieferanten in der sonnenlosen Winterzeit die umweltsauberen Champignons, die in Kellern gezüchtet werden. Champignons sind an düsteren Wintertagen ein idealer Sonnenersatz. Ernährungswissenschaftler haben es genau ausgerechnet:

▶ Der Genuss von 100 Gramm Champignons liefert dem menschlichen Organismus so viel Vitamin D, dass damit der Bedarf für etwa zwei Tage gedeckt werden kann. Man könnte daher in einem sehr griffigen Vergleich sagen: 100 Gramm Champignons ersetzen genau zwei Tage Sonnenschein im sonnenarmen Winter.

▶ Setzen Sie daher gerade jetzt immer wieder Champignons auf Ihren Speiseplan. Champignons sind ein wertvoller Bestandteil der gesunden Ernährung. Sie sind kalorienarm und leicht verdaulich. Und sie schmecken köstlich. Das Vitamin D in den Champignons wird wirksam, wenn Sie die Pilze roh in einem Salat essen, aber auch wenn Sie daraus eine warme Mahlzeit zubereiten. Tanken Sie also im Winter Ihr Sonnenvitamin D aus Champignons.

Sie können Ihr Leben um sieben Jahre verlängern

Klingt das nicht unfassbar? Das haben Wissenschaftler weltweit errechnet. Allerdings: Man muss dafür einiges tun. Das Rauchen beenden, nur ganz wenig Alkohol konsumieren, beim Essen folgende Grundsätze beachten: nicht zu viel, nicht zu fett, nicht zu süß. Nicht zu heiß, nicht zu kalt. Regelmäßige Bewegung. Mit positiven Menschen kommunizieren. Einmal am Tag von Herzen lachen. Und als Grundregel: Jeden Tag mindestens einen Liter Wasser trinken. Wasser ist unser Lebenselixier.

Dazu noch ein guter Rat: Lesen Sie dieses Buch nicht einmal, nicht zweimal. Am besten mehrmals. So haben Sie Ihre Fitness fürs ganze Jahr im Griff. Und genießen das Leben sieben Jahre länger. Sie haben damit den Beweis: Gesundheit kann man auch lesen.

Register